頸動脈エコー法の臨床
■撮り方と読み方■■■■■■■■■■■■

編 集
山崎 義光
大阪大学先端科学イノベーションセンター 招聘教授

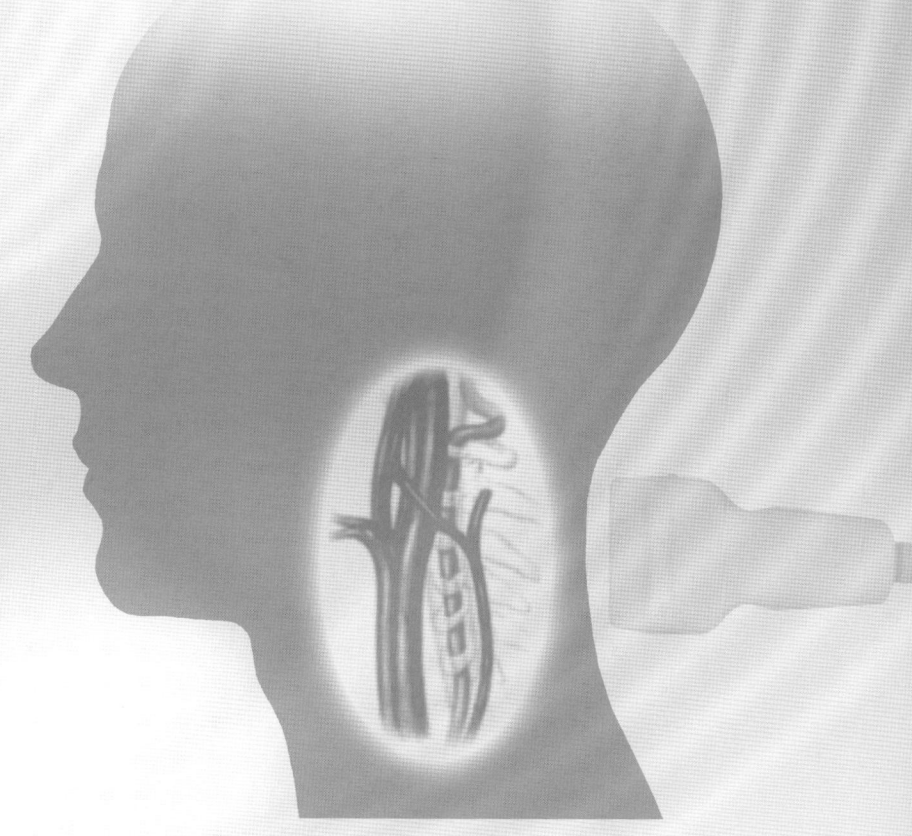

株式会社 新興医学出版社

序　文

　診療は，検査→診断→治療→検査のループを最適に行い，病気を cure し，患者を care することにある．慢性の生活習慣病である，動脈硬化・動脈硬化症の診療に当たっても，まず最適なかつ低侵襲的でエビデンスが確立した検査を実施することが，的確な診断に必須であり，また，治療の最適化につながることは，いうまでもない．

　頸動脈エコー検査は，1980 年代後半に開発された，非侵襲的な頻回計測可能な検査法であり，現在，早期動脈硬化検査法としてデファクトスタンダードになりつつある検査法である．本法の長所として，①実際の頸部動脈硬化病変と頸動脈エコーで得られる所見とよく一致すること，②計測の範囲が極めて広いこと（プローベを用いると，3 歳の小児の頸動脈も観察し得ること（但し，完全に閉塞すると当然肥厚度は計測できない），③患者に説得力のある検査結果が得られること，④動脈硬化症の代理指標（サロゲートマーカー）として多数のエビデンスが集積されている，⑤長時間を要するが，治療介入の効果判定にも使用できる，など優れた利点を多く有している．逆に，施行上の問題点としては，①評価に耐えうる画像を描出する術者の手技，②計測方法，手技の均質化，③診断結果の統一性，などがあげられよう．

　本書は，上述の問題点を踏まえ，頸動脈エコー検査実施上で必要な検査手技，計測方法，頸動脈エコー所見の意義などを，実際にこの検査を行う医師や検査技師向けに詳細に解説し，あすからの検査に活かしていただくべく，編集したものである．平成 19 年 10 月に先行出版した，内科系総合雑誌『モダンフィジシャン』頸動脈エコー検査の特集号に，さらに最新のエビデンスを加えるとともに，頸動脈エコー検査で描出困難な症例に関しても，実地に即した解説の項を付け加えた．

　本書が，実地医家の先生や一線の検査技師の方々の必須のマニュアル本として使用されることを祈念して，本書出版にあたっての序としたい．

平成 22 年 4 月

大阪大学先端科学イノベーションセンター　招聘教授
山崎　義光

執筆者一覧

□編集

山崎　義光　　大阪大学先端科学イノベーションセンター　招聘教授

□執筆者（執筆順）

松尾　　汎　　松尾クリニック・血管超音波研究室長
杉岡　憲一　　大阪市立大学大学院医学研究科循環器病態内科学　助教
穂積　健之　　大阪市立大学大学院医学研究科循環器病態内科学　講師
北林千津子　　大阪市立大学大学院医学研究科病理病態学　助教
上田真喜子　　大阪市立大学大学院医学研究科病理病態学　教授
中尾　伸一　　兵庫医科大学循環器内科　助教
増山　　理　　兵庫医科大学循環器内科　教授
菅原　基晃　　姫路獨協大学医療保健学部臨床工学科　教授
仁木　清美　　東京都都市大学工学部生体医工学科　教授
佐藤　　洋　　京都大学医学部附属病院検査部　主任技師
尾崎　俊也　　医療法人財団幸循会 OBP クリニック臨床検査科　技師長
長束　一行　　国立循環器病センター内科脳血管部門　医長
齊藤　正樹　　札幌医科大学医学部神経内科／脳神経外科　助教
矢坂　正弘　　九州医療センター脳血管センター臨床研究部・脳血管内科　医長
絵本　正憲　　大阪市立大学大学院医学研究科代謝内分泌病態内科学　講師
小山　英則　　大阪市立大学大学院医学研究科代謝内分泌病態内科学　講師
西沢　良記　　大阪市立大学大学院医学研究科代謝内分泌病態内科学　教授
脇　　英彦　　医療法人明和病院臨床検査部　技師長
片上　直人　　大阪大学大学院医学系研究科内分泌・代謝内科学
半田　伸夫　　半田医院　院長
藤代健太郎　　東邦大学医学部医学科教育開発室　教授
原田　昌彦　　東邦大学医療センター大森病院臨床生理機能検査部　准教授
和田　高士　　東京慈恵会医科大学総合検診・予防医学センター　教授
山上　　宏　　神戸市立医療センター中央市民病院神経内科・脳卒中センター　医長
小杉　圭右　　大阪警察病院　副院長
田中　新二　　大阪市立大学大学院医学研究科代謝内分泌病態内科学　病院講師
堤　由紀子　　東京都保健医療公社大久保病院脳卒中センター神経内科　医長／東京女子医科大学神経内科　出張准教授
種村　　浩　　三重大学医学部脳神経外科
坂口　　学　　大阪大学医学部附属病院脳卒中センター神経内科・脳卒中科　助教
西村　恒彦　　京都府立医科大学大学院医学研究科放射線診断治療学　教授

目次

頸動脈エコー法の臨床
―撮り方と読み方―

序　文 ··· iii
執筆者一覧 ·· v

第Ⅰ章　頸動脈エコー検査の対象

頸動脈エコー検査の対象 ············松尾　汎　2
 A　動脈硬化と診断法 ······························ 2
 B　頸動脈エコーの対象 ··························· 3
 C　その他の頸動脈エコーの応用 ············ 7

第Ⅱ章　頸動脈エコーの基礎

1　頸動脈の解剖・病理 ······杉岡憲一 ほか 10
 A　頸動脈の解剖 ··································· 10
 B　頸動脈の組織像 ······························· 10
 C　頸動脈のプラーク形成と不安定
 　　プラーク ·· 11

2　血管エコーの原理 ········中尾伸二 ほか 13
 A　超音波とは何か ······························· 13
 B　画像表示 ··· 13
 C　周波数について ······························· 13
 D　探触子 ··· 14
 E　ドプラ法 ··· 14

3　頸動脈内の血流の特性
 　　························菅原基晃 ほか 17
 A　心臓血管系の波動 ···························· 17
 B　前進波と後退波の性質
 　　—wave intensity ······························ 17
 C　wave intensity の超音波計測 ··········· 18
 D　頸動脈 wave intensity の生理学
 　　的性質 ··· 18
 E　頸動脈血流速度波形の形成 ············· 20
 F　頸動脈血流速度に影響を与える
 　　因子 ··· 20
 G　頭頸部からの反射波 ························ 21
 H　augmentation index ······················· 21
 I　頸動脈脈波速度 ······························· 22
 J　流れの剝離と頸動脈洞 ···················· 23
 K　NASCET か ECST か ··················· 23

第Ⅲ章　頸動脈エコーの実際

1　頸動脈観察の基本（被験者，器械の条件設
 　　定，画像の表示法，短軸操作・長軸操作な
 　　どの基本手技および描出困難例への対処）
 　　····································· 佐藤　洋 26
 A　頸動脈観察の基本 ···························· 26
 B　描出困難例への対処 ························ 30

2　頸動脈病変の評価—IMT 測定
 　　··· 尾崎俊也 36
 A　max IMT ·· 36
 B　max IMT の計測条件 ······················ 36
 C　IMT 計測の実際 ······························ 37
 D　mean IMT ····································· 37
 E　IMT の計測精度 ······························ 38
 F　IMT の評価 ···································· 41

3　頸動脈病変の評価—プラークの分類・
 　　プラークスコア ················· 長束一行 42
 A　プラークの分類 ······························· 42
 B　プラークスコア ······························· 44

4　頸動脈血流速度の評価
 　　······························ 齊藤正樹 ほか 45
 A　血管同定のポイント ························ 45
 B　ゲインの調整 ··································· 47
 C　パルスドプラ法による血流速度
 　　測定 ··· 48

  D 波形の解析……………………48
  E 経口腔頸部血管超音波検査法（transoral carotid ultrasonography：TOCU）……48

 5 頸動脈病変の評価—stiffness parameter β
　　　　　……………………絵本正憲 ほか 52
  A 動脈硬化を血管弾性機能から診る……52
  B stiffness parameter β と血管弾性機能の指標………………………52
  C stiffness parameter β 検査の実際……53
  D stiffness parameter β の臨床的意義
　　　　　…………………………………53

 6 椎骨動脈の描出と評価………脇 英彦 57
  A 検査の手順と測定アプローチ………57
  B 椎骨動脈の評価………………………58
  C 椎骨動脈エコーによる評価の実際……59
  D 鎖骨下動脈スチール症候群とは………60
  E 最新のトピックス……………………60

第Ⅳ章　頸動脈病変の意義

 1 IMTの意義………………片上直人 64
  A IMTの定義……………………………64
  B 心血管イベントの予測因子としてのIMT ……………………………65
  C IMTの正常値と危険因子……………66

 2 プラークの分類と意義，プラークスコアの意義………………半田伸夫 69
  A プラークの分類………………………69
  B 内膜中膜複合体厚とプラークの表記の問題について…………………69
  C 頸動脈エコードプラ検査で評価したプラークの意義…………………72

 3 頸動脈血流評価の意義
　　　　　……………………齊藤正樹 ほか 74
  A 頸動脈エコー検査で血流速度波形が変化する病態………………74
  B 拡張末期血流速度の低下……………74
  C 測定部位の拡張と狭窄………………74

  D 近位側の狭窄と逆流…………………79
  E 経口腔頸部血管超音波検査……………79

 4 stiffness parameter β の意義
　　　　　……………………藤代健太郎 ほか 80
  A stiffness parameter β とは……………80
  B β の計測に必要な項目………………80
  C 頸動脈病理所見と β……………………80
  D 血圧の影響を受けにくい β……………81
  E 超音波 integrated backscatter（IB）値と β の相関………………81
  F β の加齢による変化……………………81
  G 動脈硬化リスクファクターと β の関係……………………82
  H 虚血性心疾患と β………………………82
  I 脳血管障害と β…………………………82

 5 頸動脈病変と脳血管障害………山上 宏 83
  A 早期動脈硬化病変と脳血管障害………83
  B 頸動脈プラーク………………………84
  C 頸動脈狭窄症…………………………85
  D 頸動脈狭窄症の脳卒中発症リスク……86
  E その他の頸動脈病変…………………87

 6 頸動脈病変と冠動脈疾患
　　　　　……………………片上直人 ほか 88
  A 頸動脈病変の評価……………………88
  B 頸動脈エコー所見と冠動脈疾患との関連（横断研究の結果から）……………88
  C 心血管イベントの予測因子としてのIMT（観察研究の結果から）………89
  D 心血管イベントの代替指標としてのIMT（介入試験の結果から）…………90
  E 頸動脈病変の組織性状診断と冠動脈疾患………………………91

 7 頸動脈エコーと末梢動脈疾患
　　　　　……………………小山英則 ほか 93
  A 末梢動脈疾患とは……………………93
  B 全身の動脈硬化症としての末梢動脈疾患………………………93
  C 末梢動脈硬化疾患の分類……………94
  D 血管超音波法と末梢動脈疾患…………95

E 頸動脈エコーは末梢動脈疾患のスクリーニング検査となりうるか？ ……………95

第V章　頸動脈病変に対する治療

1 内科的治療法 ……………… 堤由紀子 98
   A 脂質異常症の治療 ……………………98
   B 高血圧症の治療 ………………………98
   C 抗血小板薬と糖尿病の併用治療 ………98
   D 頸動脈狭窄に対する脳卒中予防の最良な内科的治療としての抗血小板療法 ……99
   E 大規模研究での脳梗塞発症抑制報告 ………………………………………101

2 内頸動脈狭窄症に対する外科的治療 ……………………………… 種村　浩 102
   A 病変評価・術前評価 …………………102
   B CEA ……………………………………103
   C CAS ……………………………………104
   D 脳卒中治療ガイドライン2009 ………106

第VI章　トピックス

1 超音波後方散乱（IBS） ……………………………… 片上直人 ほか 110
   A IBSとは …………………………………110
   B 検査機器と検査方法 …………………110
   C 頸動脈壁のIBS値と組織性状診断 …111
   D 頸動脈壁のIBS値と心血管イベントとの関連 ……………………………111

2 TCDのコツと応用 ………… 坂口　学 114
   A 血管同定方法とモニタのコツ ………114
   B 超音波血栓溶解療法 …………………115
   C 頸動脈血行再建術時の周期モニタ ……116

3 頸動脈のMRイメージング ……………………………… 西村恒彦 118
   A MRIによる血管病変の評価 …………118
   B MRIによる頸動脈硬化の評価 ………118
   C 今後の展開 ……………………………119

文　献 …………………………………………120
資　料 …………………………………………127
索　引 …………………………………………133

第 I 章

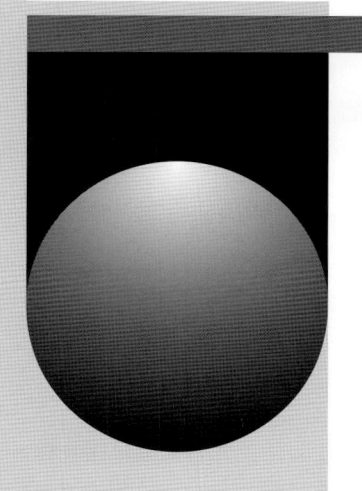

頸動脈エコー検査の対象

頸動脈エコー検査の対象

松尾クリニック・血管超音波研究室
松尾 汎

　頸動脈エコー検査の役割としては，一過性脳虚血発作（transient ischemic attack：TIA）や脳梗塞（特に塞栓症）の原因としての頸動脈病変，および全身の動脈硬化性変化と関連する動脈壁弾性の硬化，内膜中膜複合体（intima media complex：IMC）の厚さ（intima media thickness：IMT），プラーク，および狭窄の評価などにおける意義などがある[1]．本稿では，頸動脈エコーの対象について，その意義とともに述べる．

A 動脈硬化と診断法

　動脈硬化とは，部分的に動脈の壁が厚くなったり，硬くなったりして，動脈壁の弾性が低下した状態（硬くなること：sclerosis）と動脈硬化でもっとも重要な「粥状硬化」では，動脈壁（内膜・中膜，外膜）の内膜側に線維性肥厚，脂質の沈着，線維性硬化巣，アテローム，さらに石灰沈着，潰瘍，血栓などの複合病変が認められる（粥状化すること：atherosis）．それら動脈硬化は，生活習慣病と称されるようになった糖尿病，高血圧，脂質異常，喫煙などの動脈硬化危険因子により発症・増悪することが知られ，さらに動脈硬化は多くの循環器疾患の主因をなしていることも広く知られるようになった（図1）．生活習慣病などの動脈硬化危険因子が存在すると，まず機能的障害，そしてIMTの肥厚が生じ，さらに肥厚が進行し，プラーク形成，狭窄，閉塞へと動脈硬化性病変は進行していくとされている[2]．

　動脈硬化の診断とは，従来からは「脳梗塞の診断」とか，「心筋梗塞の診断」というような「臓器の虚血や障害」（循環器疾患）を診断することであった．これらの診断も重要であることには，現在もまったく変わりはない．しかし，生活習慣病への関心の高まりと，またいくつかの無（低）侵襲診断法によって「動脈自体」が観察できるようになったことから，最近では臓器診断に加えて，動脈硬化性疾患の予防（早期診断）という観点からもさらに「動脈硬化を診る」ことが注目されるようになってきた．

　それら動脈硬化の診断法には，①動脈硬化の形態変化（肥厚，血栓，アテローム，石灰化など）を判定できる超音波検査（IMT，プラークなど），CTスキャン，MRI，血管造影検査や，

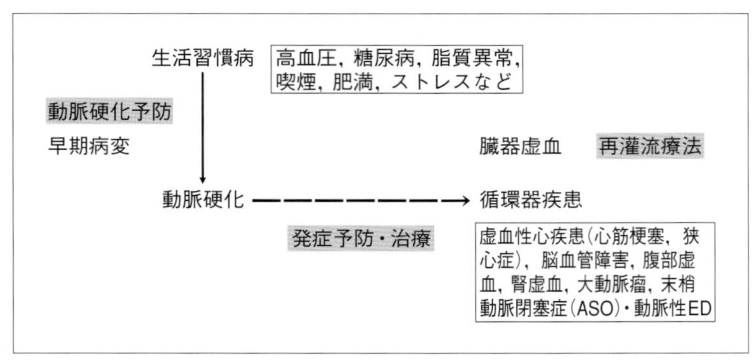

図1　生活習慣病と循環器疾患

頸動脈エコー検査の対象

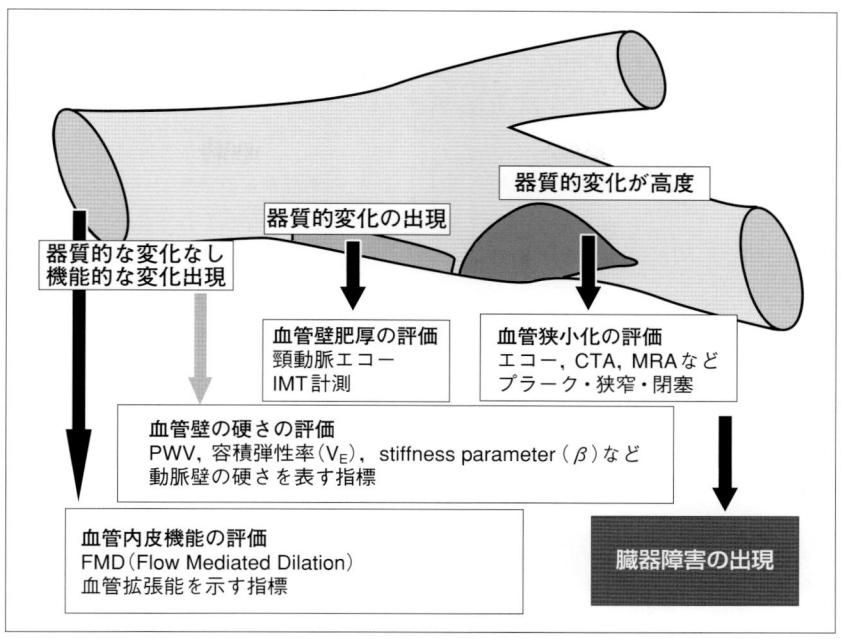

図2 動脈硬化の評価

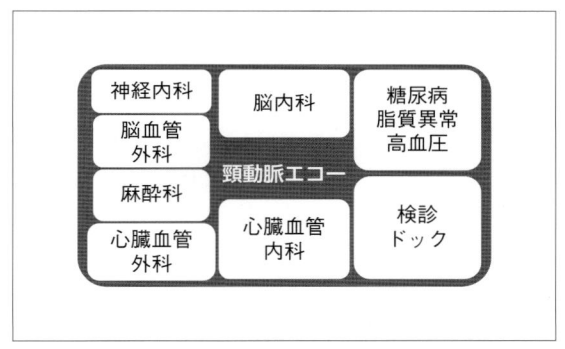

図3 頸動脈エコーとの関連診療科

②動脈壁の硬化度（弾性度）を判定できる大動脈脈波速度（pulse wave velocity：PWV），stiffness parameter β がある（**図2**）．また，動脈硬化による臓器異常・障害の診断法には，①動脈の脆弱化（瘤状拡大をきたす）が判定できる超音波検査，X線写真，CT，MRI，さらに②臓器血流障害（臓器の循環障害や機能異常）を判定できる身体所見，サーモグラフィー，超音波検査，CT，MRI，MRA，血管造影検査，脳・心臓・腎臓などの核医学検査，各種運動・薬物負荷による機能検査などがある．

表1 頸部エコーの適応

1. 脳血管障害がある，または脳血管障害が疑われる場合
　　──脳内科，脳外科など
2. ほかの動脈硬化性疾患がある場合
　　──心臓外科，脳外科，血管外科
3. 生活習慣病を有している場合
　　──循環器科，代謝内科など

B 頸動脈エコーの対象

　動脈硬化の評価において，頸動脈エコーは，動脈の硬さ，IMTの評価，プラークの存在や動脈狭窄の評価が可能である．それらは，同部位の動脈硬化を示していること，すなわち動脈硬化の程度を視覚的に評価できるというインパクトがある．それと同時に，頸動脈の下流である脳血管障害発症のリスクと関連していることから，脳血管障害の診療を行う際に重要である．さらに頸動脈の動脈硬化の程度と他の部位の動脈硬化，特に冠動脈を含めた全身の動脈硬化との関連から，循環器疾患の診療を行う診療科にも関心が高まってきた（**図3**）．

　これらを整理して，頸動脈エコーの対象を検討

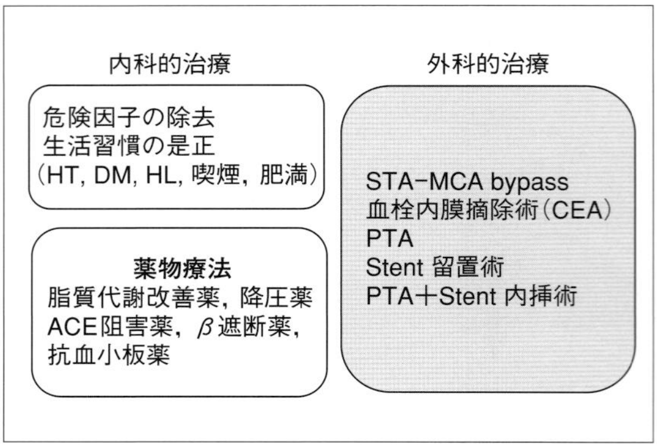

図4 頸動脈病変の治療

```
内科的治療
 危険因子の除去
 生活習慣の是正
 (HT, DM, HL, 喫煙, 肥満)

 薬物療法
 脂質代謝改善薬, 降圧薬
 ACE阻害薬, β遮断薬,
 抗血小板薬

外科的治療
 STA-MCA bypass
 血栓内膜摘除術 (CEA)
 PTA
 Stent 留置術
 PTA＋Stent 内挿術
```

表2 内頸動脈内膜摘除術 (CEA)

適応：TIA あるいは軽症脳梗塞を6ヵ月以内に発症したことのある高度 (70%以上) 狭窄例
容認：狭窄率 50〜69%
・70%以上狭窄を示す進行型脳梗塞
・冠動脈手術の必要な70%以上狭窄によるTIA
条件：低手術リスク患者を習熟した外科医が手術する
・手術リスクが6%未満
必要な超音波情報：
　内頸動脈病変の性状, 範囲 (広範囲の場合 CEA 困難) 反対側の頸動脈, 椎骨動脈系閉塞の有無

(North American Symptomatic Carotid Endoarterectomy Trial Collaborators. N Eng J Med 325：445, 1991[4])より引用)

表3 無症候性内頸動脈狭窄への内膜摘除術 (CEA)

適応：低手術リスク患者を習熟した外科医が手術する
・手術リスクが3%未満, 60%以上狭窄例
　(ただし生命予後5年以上)
・手術リスクが3〜5%では, 狭窄率75%以上
・5〜10%では未確定
必要な超音波情報：
　内頸動脈病変の性状, 範囲 (広範囲の場合 CEA 困難) 反対側の頸動脈, 椎骨動脈系閉塞の有無

(Exective Comittee for Asymptomatic Carotid Atherosclerosis study. JAMA 273：1421, 1995[5]より引用)

してみると, ①脳血管障害のある場合, または疑われる場合, ②動脈硬化が他の臓器にあり, 頸動脈狭窄が疑われる場合, さらに③生活習慣病があり, 動脈硬化が進展して頸動脈狭窄が疑われる場合などが考えられる (表1).

1. 脳血管障害がある, または疑われる場合

脳梗塞の内での塞栓性における「塞栓源の検索」において頸動脈エコーの役割がある. 脳卒中はその原因や病態によって分類され, 頸動脈硬化, 心原性, 大動脈原性などいくつかの原因が指摘されている. 脳卒中の診療で, 専門的な診断や治療を行う診療科は, 脳内科, 神経内科および脳外科などの脳, 脳血管を専門に取り扱う診療科である.

アテローム血栓性脳梗塞における主幹動脈の検索には, 最近の MRA, CT の進歩もめざましく, さらに脳血流を評価できるダイアモックス負荷脳血流シンチグラフィーなどの機能的検査も重要である. しかし, 臨床の実際では, 頸動脈エコーや経頭蓋超音波検査が無侵襲であり簡便なため, もっとも応用されている[3]. エコー検査では, 頸動脈の狭窄程度が無侵襲に, 簡単かつ正確に判定できる.

頸動脈狭窄の治療 (図4) としては, TIA や脳梗塞の再発予防には抗血小板薬 (アスピリン, チクロピジン, シロスタゾールなど) が用いられ, 症候性の例で内頸動脈70% (NASCET 狭窄率) 以上の狭窄がある例 (表2) では頸動脈血栓内膜摘除術 (剝離術：carotid endarterectomy：CEA) の適応が推奨されている[4]. 無症候性の頸動脈狭窄 (表3) では内頸動脈60% (NASCET 狭窄率) 以上の狭窄に対して CEA が推奨されている[5]. しかし, これらの CEA 適応に関しては, 合併症発生頻度との関連から, 実施施設などを厳密に選択すること (周術期合併症3%以下) も併せて提言されている. また, 最近は血管内治療 (経カテーテル血管形成術, ステント内挿術) も試行され, 今後期待されている.

頸動脈エコーでは, 頸動脈の狭窄病変の詳細な観察が無侵襲に可能である. その利点を活かし CEA や頸動脈ステント内挿術の前後に, 繰り返し実施して治療前の評価および治療効果の判定, さらに治療後の経過観察にも応用できる.

その他に, めまいの鑑別診断への応用として, 鎖骨下動脈狭窄・閉塞に伴う椎骨動脈の逆流 (鎖骨下動脈盗血現象) に伴う症状としての「めまい」(鎖骨下動脈盗血症候群) の鑑別診断にも応用されている.

表4 心血管術前検査を施行した連続663例での頸動脈有意狭窄数（狭窄>75%）

手術	頸動脈狭窄	頻度（%）
CABG	24/236	10.2
胸部大動脈瘤	3/61	4.9
腹部大動脈瘤	1/75	1.3
解離性大動脈瘤	0/26	0
閉塞性動脈硬化症	5/31	16.1
弁膜症	4/199	2.0
その他	0/51	0

（長束一行：頸動脈. 循環器医・検査技師のための血管無侵襲診断の実際. 血管無侵襲診断法研究会編. 文光堂, 東京, p158-163, 2001[9]より引用）

2. ほかの動脈硬化性疾患を有していて, 頸動脈狭窄を疑う場合

循環器内科や心臓外科, 血管外科などの診療科が関連し,「脳卒中危険度の指標」として, 頸動脈エコーが活用されている. これらの専門科では, 心疾患やほかの動脈硬化性疾患の手術や侵襲的治療などを行う際に, 頸動脈を観察して「脳梗塞発症の危険性」を知りたい. すなわち脳血管障害発症リスクを判定する指標としての意義である.

IMTの肥厚は各種の動脈硬化性疾患（冠動脈疾患, 脳卒中, 閉塞性動脈硬化症など）と関連していることが報告されている. したがって, 心疾患や他の動脈硬化性疾患の手術や侵襲的治療などの際に頸動脈を観察して, 脳梗塞発症の危険性・可能性を判定する指標としているが, 長束らによればASO, CABG例では頸動脈狭窄例が高頻度であり, 術前評価を勧めている（表4）.

3. 生活習慣病を有しており, 頸動脈狭窄が疑われる場合

頸動脈エコーの有用性は, 高解像超音波装置の開発に負うこと大であり, 動脈壁の内膜＋中膜（IMC）の観察[6], 壁肥厚の観察（IMT, 限局して突出した肥厚：plaque), 血管径の観察（狭窄の評価）などがきわめて詳細に実施し得ることを利用した「動脈硬化の早期診断」としての役割もある. 生活習慣病である高血圧, 脂質異常, 糖尿病などの危険因子が全身に動脈硬化性病変をきたし, 全身の種々臓器循環障害（脳, 心臓, 腎臓など）の原因となることはよく知られている（図1). それら循環障害には冠動脈病変, 脳血管障害

表5 動脈硬化診療における頸動脈エコー検査の意義

- 生活習慣病との関連
- 脳血管障害との関連
- 冠動脈疾患との関連
- 介入試験（治療効果の判定）における意義

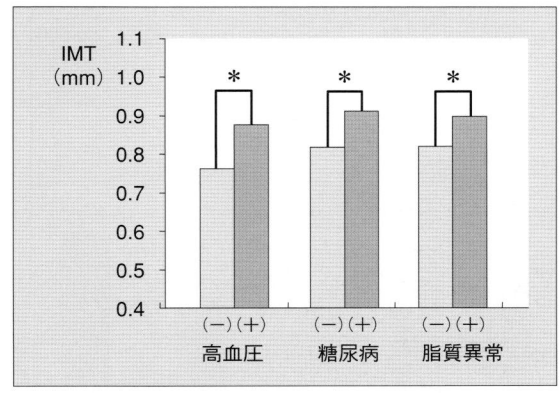

図5 動脈硬化危険因子と頸動脈IMT
＊p<0.0001　　　（NCVCより引用）

などが含まれ, 頸動脈の動脈硬化進展度が動脈壁硬化度（PWVやstiffness parameter βなど）とともに「全身の早期動脈硬化の指標」として用いられることが明らかとなってきた. 生活習慣病による動脈硬化性病変の発症を早期から診療することの意義はきわめて重要であり, これらの領域での今後の発展が発症予防（一次予防）や再発予防（二次予防）として期待されている

それら意義は, 生活習慣病との関連, 脳卒中発症の予測, 冠動脈疾患との関連性, さらには種々の薬物治療（抗血小板薬, 血糖降下薬, 脂質改善薬, 降圧薬など）による治療効果の判定にも応用が試みられている（表5).

IMTと生活習慣病との関連については, 欧米をはじめわが国でも多くの報告がみられ[7,8], 長束らによれば[9], 動脈硬化性危険因子・生活習慣病はIMTの肥厚に対して, それぞれ独立した危険因子と指摘されている（図5).

またIMTの肥厚は各種の動脈硬化性疾患と関連し, IMTが1SD増加すると脳卒中や心筋梗塞の年間発症率が約30%高まるといわれている（独立因子). 冠動脈疾患との関連では, 冠動脈病

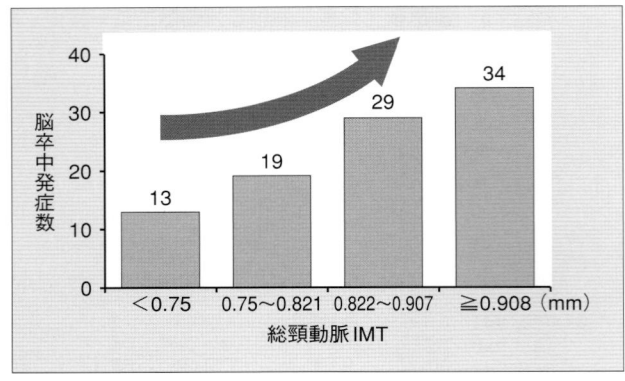

図6　頸動脈IMTの肥厚と脳卒中発生頻度の関連
対象：GPで登録された5,130例
方法：脳卒中を発症した95例について，ビデオテープによりIMTを測定した．
(Bots ML, et al. Circulation 96(5): 1432, 1997)

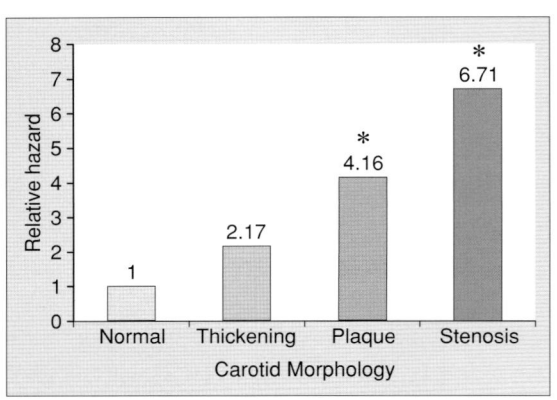

図7　頸動脈病変と冠動脈疾患の危険率
(Salonen JT, et al. Arteriosclerosis Thromb 11: 1245, 1991)

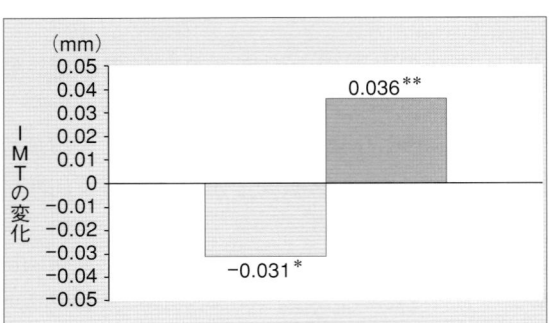

図8　ASAP：頸動脈IMTの平均変化値：2年後
(Atorvastatin vs Simvastatin on Atherosclerosis Progression)
　■　アトルバスタチン（コレスチラミン併用例：4例/160例）
　■　シンバスタチン（コレスチラミン併用例：25例/165例）
*p=0.0017 vs ベースライン，p=0.0001 vs シンバスタチン
**p=0.0005 vs ベースライン（ANCOVA）
(Smilde TJ, et al. Lancet 357: 577-581, 2001)

変が増加するにつれてIMCが肥厚すること，頸動脈の動脈硬化性変化が強くなるほど，脳卒中の危険率が高くなることも指摘されている（図6）．Prospective studyとしては，頸動脈病変のある群はない群と比して3.29倍リスクが高いと報告され，65歳以上の高齢者を対象にした6.2年間の観察で，IMTが厚いほど心筋梗塞などの心血管イベントの発生が高いことも報告されている．脳血管障害との関連では，脳卒中発症例ではIMTの肥厚が高度との報告がある（図7）．これは頸動脈病変があると冠動脈，脳血管障害が発生する危険性を喚起しているのであり，「頸動脈に病変があると，必ず発生する」とか「頸動脈に病変がないから，冠動脈病変はない」という意味でないことはいうまでもない．

年齢，糖尿病，高コレステロール血症，高血圧，さらに喫煙などの生活習慣病の治療を行っていく際，従来から血圧，血糖およびコレステロール値などの測定値を指標としたり，治療目標とされる脳卒中や心筋梗塞などの心血管イベントの抑止効果を指標にしてきた．しかし，それらの治療効果を評価する際には，きわめて多くの時間と対象数が必要となる．しかし，頸動脈エコーを応用すれば，直接的に「動脈硬化」の指標であるIMTの変化を指標（surrogate marker）にして検討することが可能である（図8）．生活習慣病による動脈硬化性病変の発症を，早期から診療することの意義（Quality of lifeはもちろん，生命予後にも良い影響が期待できる）はきわめて重要であり，これらの領域での今後の発展が，発症予防（一次

予防）や再発予防（二次予防）として期待されている．

　以上のように動脈硬化性変化の診断として頸動脈エコー検査が，頸動脈硬化病変と各種生活習慣病との関連，循環器疾患の合併との関連，さらに生活習慣病の治療効果の判定など，重要な指標の代替指標（surrogate marker）として利用されている．

C　その他の頸動脈エコーの応用

　高安動脈炎の補助診断としての応用があり，高安動脈炎では弓部分枝動脈の炎症，大動脈の炎症に伴って，総頸動脈や鎖骨下動脈の狭窄・閉塞，大動脈の縮窄などを特徴とする．その判定の補助診断に，頸動脈エコーを応用できる[10]．もっとも有用な所見は，総頸動脈IMTの「びまん性肥厚」である．

まとめ

　頸動脈エコーの役割としては，まず①脳血管障害の原因検索と治療法選択のための指標として，次いで②動脈硬化性疾患（冠動脈疾患，末梢動脈閉塞症など）治療時の脳血管障害発症への危険度の評価法として，三番目に③生活習慣病における動脈硬化進展度の評価，さらにその治療期間中における動脈硬化の評価法（surrogate marker）として用いられている．これらのどの役割も有用であり，臨床においてこれからのさらなる応用が期待される．

第Ⅱ章 頸動脈エコーの基礎

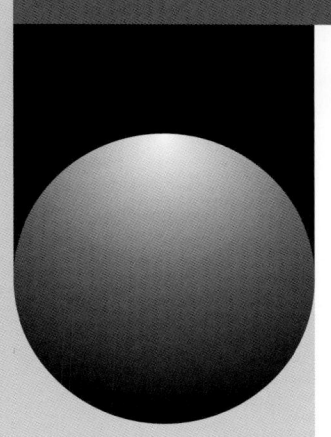

1 頸動脈の解剖・病理

大阪市立大学大学院医学研究科 循環器病態内科学　杉岡　憲一
同　穂積　健之
大阪市立大学大学院医学研究科 病理病態学　北林千津子
同　上田真喜子

　近年の超音波技術の進歩により，頸動脈エコーによる頸動脈の詳細な観察が可能となっている．解剖学的に頸動脈は体表近くを走行する動脈であるため観察しやすく，脳卒中と関係する頸動脈狭窄などの頸動脈病変の検出のみならず，全身の動脈硬化のスクリーニング目的でも広く活用されている．本稿では，頸動脈エコーを施行するための基本的な頸動脈の解剖と病理，特にプラーク形成に関して概説する．

A 頸動脈の解剖（図1）

　頸動脈の起始は左右で異なり，右総頸動脈（common carotid artery：CCA）は大動脈弓より分岐した腕頭動脈より起始し，左総頸動脈は大動脈弓より直接起始する．両側総頸動脈とも鎖骨上で胸郭から出て，頭蓋骨に入るまで頸部を縦走する．途中，第4頸椎のレベルで内頸動脈（internal carotid artery：ICA）と外頸動脈（external carotid artery：ECA）に分岐する．内頸動脈は分岐後外側後方を走行し，頸動脈管を通って頭蓋内に入りWillis動脈輪に流入して頭蓋内を支配する．内頸動脈は脳全体の60%を栄養し，残りの40%は後述する椎骨動脈が栄養する．外頸動脈は内側前方を走行し，上甲状腺動脈・舌動脈・顔面動脈・浅側頭動脈などを分枝し主に頭蓋腔外を支配する．

　椎骨動脈（vertebral artery：VA）は，両鎖骨下動脈から起始する．起始後は頸部の深部を上行し，第6頸椎より横突起に入り第2頸椎の横突起から出るまで椎間を上行し，頭蓋の後頭孔から

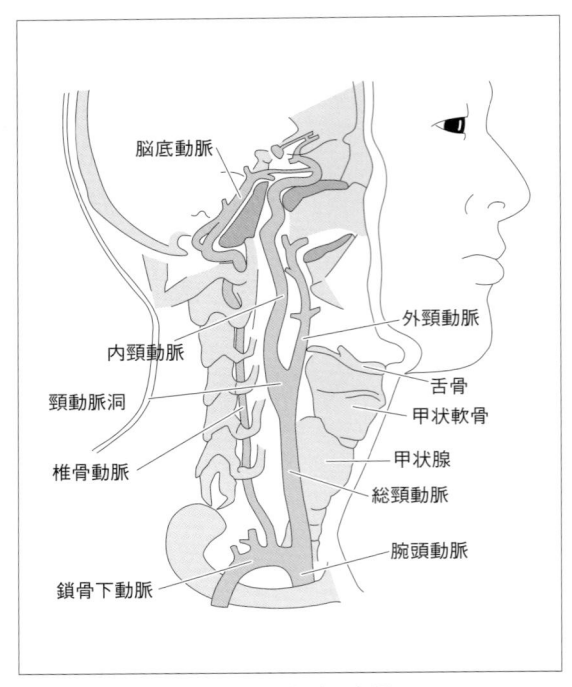

図1　頸動脈の走行

頭蓋内に入る．頭蓋内で左右合流して脳底動脈となり，Wills動脈輪に後方から合流して主に脳幹や後頭部を支配する．

B 頸動脈の組織像

　一般に動脈組織は内膜（intima），中膜（media），外膜（adventitia）の3層からなる（図2）．内膜と中膜の間には内弾性板が，中膜と外膜の間には外弾性板が介在する．内膜は内皮細胞層とその下層の結合組織から構成される．

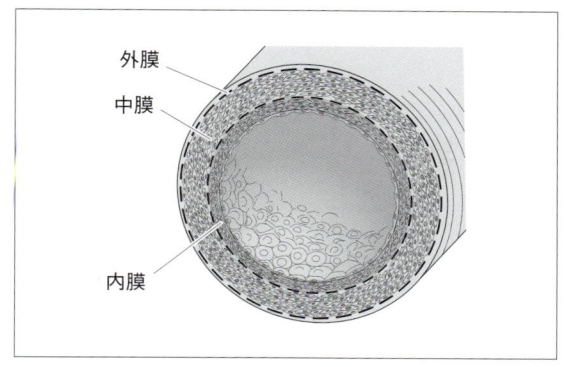

図2　血管の組織像

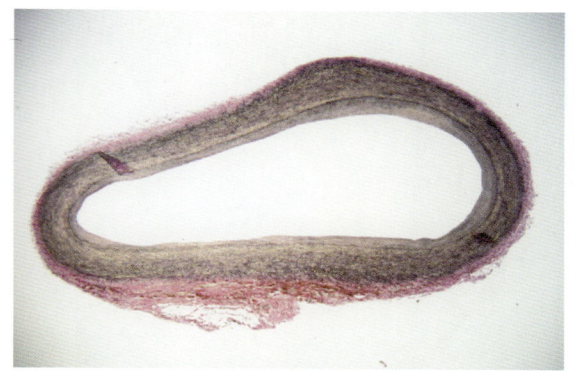

図3　正常頸動脈の組織像
中膜は弾性線維に富んでいる．
（エラスチカ・ワンギーソン染色）

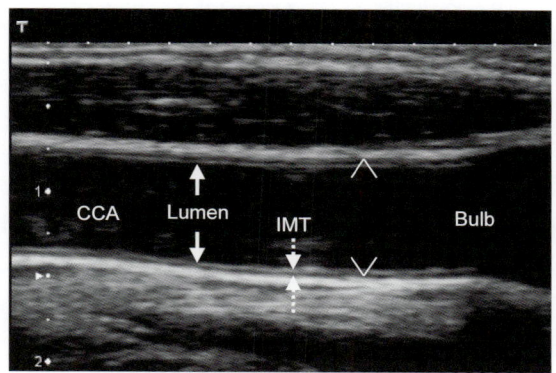

図4　Bモードエコーによる左頸動脈長軸像の描出
CCA：総頸動脈，Bulb：頸動脈洞，Lumen：血管内腔，IMT：内膜中膜複合体厚．

頸動脈エコーでは，頸動脈血管壁は内腔側から高エコー層，低エコー層，高エコー層の3層構造として観察される（図4）．頸動脈エコーでは内膜と中膜を完全に分離して描出することはできず，血管内腔に接した高エコー層と低エコー層の2層は内膜と中膜の複合体を表すため，内膜中膜複合体（intima media complex：IMC）と呼ばれ，その厚さは内膜中膜複合体厚（intima media thickness：IMT）と呼ばれている．IMTは，動脈硬化の重要な指標として広く使用されている．IMTやプラーク形成の増大などの動脈硬化による形態的変化は，心血管疾患の危険因子や冠動脈疾患，脳卒中と関連することが，筆者らの研究も含めて，これまで報告されている[1,2]．

頸動脈は，大動脈，鎖骨下動脈，腕頭動脈，総腸骨動脈，肺動脈などと同様，心臓近位部の太い動脈として血圧の激しい変化に耐え得るように中膜が平滑筋細胞のほかに弾性線維に富み，弾性動脈（elastic artery）と呼ばれる（図3）．血管の基本的な機能は血流を供給する導管の機能であるが，それに加え弾性動脈は圧力貯留機能を有する．すなわち，心収縮期に血液が駆出されるときには拡張してその血圧を吸収し，心拡張期には収縮して吸収した血圧を戻すことにより，最高血圧と最低血圧が形成される．一方，弾性動脈より末梢側の動脈は，中膜に平滑筋細胞がよく発達しており，筋型動脈（muscular artery）と呼ばれる．これらの筋型動脈のうち，特に小動脈は，導管としての機能に加えて血流に対する抵抗性を有し，微小血管系への血流調節（血流，血圧を調節）にあたっている．

C　頸動脈のプラーク形成と不安定プラーク

アテローム血栓性脳梗塞の危険因子として頸動脈内腔狭窄の程度が重要視されてきたが，近年，冠動脈と同様に頸動脈の不安定プラークの存在の重要性も示唆されている．プラークとは，動脈壁に形成される限局性内膜肥厚を意味する．

筆者らはこれまで，ヒト冠動脈プラークの進展・不安定性に，マクロファージやTリンパ球などの慢性炎症細胞のみならず，急性炎症細胞である好中球浸潤が密接に関与していることを明らかにしている[3]．また，このようなプラーク炎症の進展や酸化ストレスの増大に伴い，ヒト冠動脈

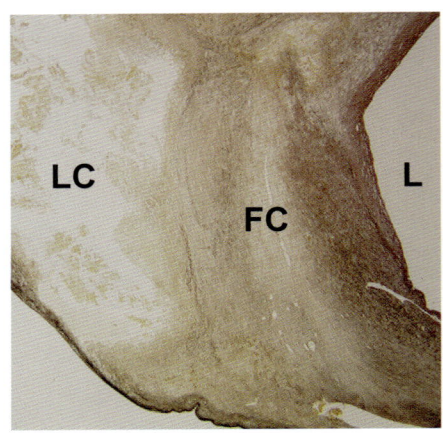

図5 内頸動脈の動脈硬化性プラーク
内頸動脈の動脈硬化巣には，大きな脂質コア（LC）と線維性被膜（FC）からなるプラークが認められる．L＝内腔．
（エラスチカ・ワンギーソン染色）

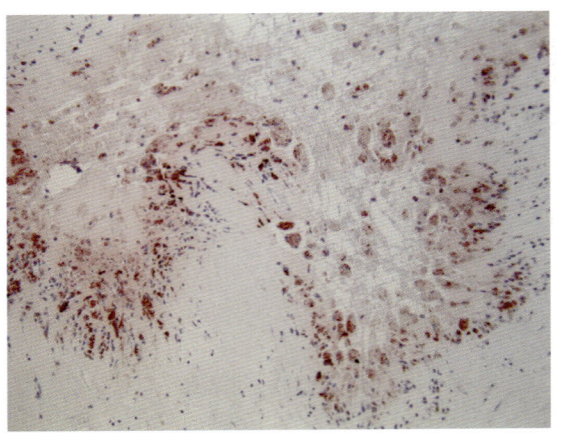

図6 内頸動脈プラークの泡沫化マクロファージにおける酸化LDLの局在
脂質コア辺縁部に集積している泡沫化マクロファージには，酸化LDLの局在が認められる．
（抗酸化LDL抗体を用いた免疫単染色）

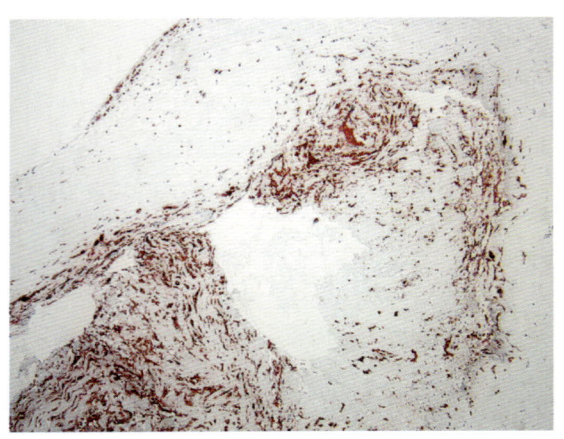

図7 内頸動脈にみられる高度なプラーク炎症
内頸動脈の動脈硬化性プラークには，マクロファージの高度な集積が認められる．
（抗マクロファージ抗体を用いた免疫単染色）

不安定プラークでは酸化LDL陽性泡沫化マクロファージが増加していることを報告している[4]．さらに，ヒト冠動脈硬化におけるプラーク不安定性に，血小板血栓形成と血小板―好中球連関が関与していることも明らかにしている[5]．

脳卒中イベントに関連ある不安定な頸動脈プラークの病理学的特徴としては，①脂質コア（lipid core）が大きい，②線維性被膜（fibrous cap）が薄い，③マクロファージやTリンパ球などの炎症性細胞浸潤が強い，ことなどが指摘されている．そのほかに，線維性被膜内の平滑筋細胞が少ない，新生血管が多い，石灰化の沈着様式，プラーク内出血なども報告されている[6]．

筆者らは最近，脳梗塞，一過性脳虚血発作（transient ischemic attack：TIA）などの病態を呈する高度頸動脈硬化症例に対する頸動脈内膜剥離術により得られた組織標本を免疫組織化学的に解析した[7]．頸動脈硬化巣では，冠動脈硬化巣と同様に，脂質コアや線維性被膜からなるプラークが認められた（図5）．また，脂質コアの辺縁部にはマクロファージ由来泡沫細胞が集積しており，これらのマクロファージ由来泡沫細胞は酸化LDL陽性であった（図6）．また，このような脳梗塞やTIA症例の頸動脈では，プラーク内の炎症性細胞浸潤は高度（図7）であり，しばしば血小板血栓形成，新生内膜形成，プラーク出血などを伴っていた．以上の所見より，ヒト頸動脈の動脈硬化性プラークの進展・不安定化には，冠動脈と同様に，プラーク炎症，プラーク出血，血小板血栓形成，および新生内膜形成が重要な役割を担うことが示唆された．

これらの構造的要因に加えて，血行力学的負荷，動脈壁への張力，血流，血圧などの外的因子の関与も示唆されているがいまだ不明な点が多く，今後さらに明らかにしていく必要がある．

2 血管エコーの原理

兵庫医科大学 循環器内科　中尾　伸二
同　増山　理

　頸動脈は体表近くにあり，触れることもできる．最近の超音波診断装置の技術革新はめざましく，頸動脈エコー用のプリセットボタンを一つ押すだけで正常例では何も考えることなく，画像をきれいに描出して検査を終了できるかもしれない．しかしながら疾患例，たとえば動脈硬化により蛇行して深い位置にある血管や狭窄病変によるモザイク血流などがあった場合にはエコーの原理を理解して，よりよい画像を描出し，病態を評価しなければならない．本稿では頸動脈エコーを始めるにあたって最低限必要な超音波の用語と原理を説明していく．

　頸動脈エコー検査とは簡単にいえば 10 MHz の高周波リニア型探触子を頸動脈近くにあてて B モード法により血管全体，血管壁の厚さを観察し，その後カラードプラ法にて血管内の血流を描出しさらにパルスドプラ法もしくは連続波ドプラ法により血流速を評価する検査といえる．下線の部分は今まででエコーになじみのない方には唐突に聞こえるかもしれない．

A　超音波とは何か

　人間の耳に聞こえないほど高い音程の音という狭い意味で使われてきたが，最近では超音波の用途も広がり，会話や音楽のように人が聞くことを目的とするものではなく，計測の手段やエネルギー源として使う音と定義されるようになってきた．この超音波は生体内では約 1,500 m/s の速さ（大気中の音速は 340 m/s）で進み，生体の組織によって音響特性が違うため組織の境界面では反射する性質がある．

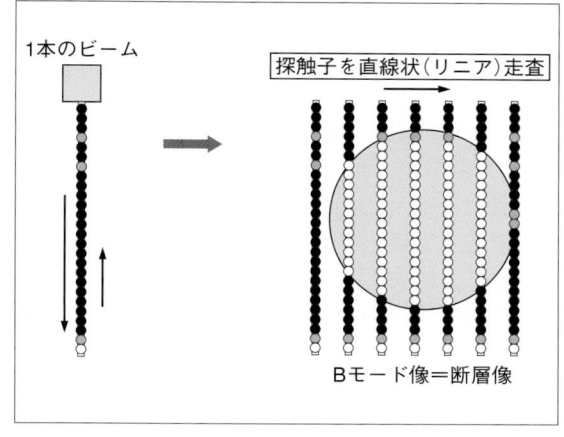

図1　B モード法（断層図）
1本のビームの画像を合わせて表示する．反射して返ってくる時間から深さがわかる．反射波の強さを明暗で表示する．

B　画像表示

　探触子から超音波を発振し組織から返ってきた反射波の強さに応じて明暗をつける B モード法（B は Brightness の頭文字）により血管の断層画像をみることができる[1]（**図1**）．最近の超音波診断装置には頸動脈エコー用のプリセット設定が入っているが，必要に応じてゲイン，sensitivity time control（STC），ダイナミックレンジ，フォーカスなどを断層画面をみながら調整していく（詳細については「第Ⅲ章　頸動脈エコーの実際」参照）．

C　周波数について

　頸動脈エコーで使用される発信周波数は 7.5～10 MHz であり心エコー検査で用いられる 2～5

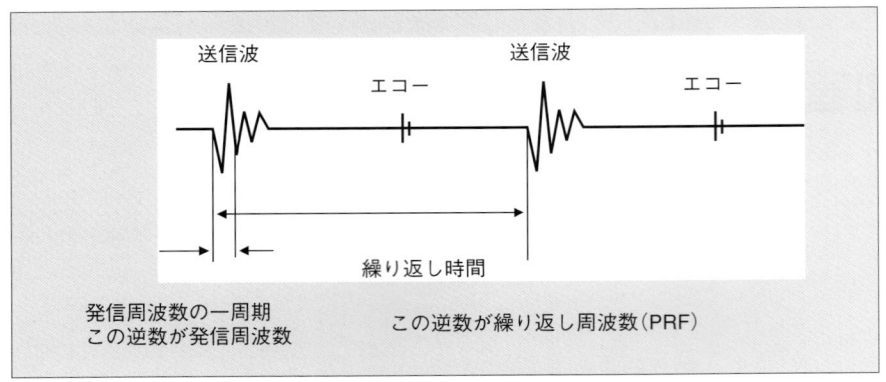

図2 発信周波数と繰り返し周波数の違い
発信周波数の単位は MHz, PRF の単位は KHz.

MHz よりも高くなっている．周波数が高くなると波長は小さくなり（音速＝周波数×波長），細かい構造まで描出されるが，超音波の減衰が大きくなり，深いところの描出が悪くなる．頸動脈は体表から1～3cm前後の比較的浅いところにあり，超音波信号の減衰をあまり気にすることなく，10 MHz 前後の高周波の特性を活かして頸動脈の血管壁構造を評価できる．この発信周波数という言葉とともに繰り返し周波数（pulse repetition frequency：PRF）という言葉がある．繰り返し周波数は1秒間に何回超音波を送信しているかをいい，PRF＝1KHzとは1秒間に1,000回送信パルスを発振していることをいう．PRFを大きくすると超音波を受信する時間が狭くなるために描出される断層像の深さが浅くなる．発信周波数の単位は MHz だが通常は繰り返し周波数の単位は KHz である（図2）．

D 探触子

先端に超音波振動子が多数配列されて，超音波の送受信装置となる．超音波診断装置で作られる送信パルス電圧を音波に変換して生体内に超音波を送信する．そして組織から返ってきた反射エコーを電気信号に変換して受信する装置にもなる．超音波の走査方法により，リニア，セクタ，コンベックスなどがあるが，探触子の外観の形状からもわかるようになっている（図3）．頸動脈エコーではリニア型が使われる．この方法では近く

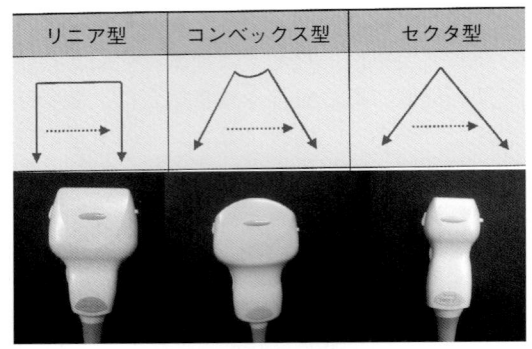

図3 探触子と走査方法
超音波の走査方法により探触子の形態が異なる．頸動脈エコーではリニア型の探触子を使用する．

の構造物を均一に微細に描出するのに適している．部位によってはセクタ型を使うこともある．

E ドプラ法

動いている物体に超音波を送信すると，その反射波はドプラ効果を受け周波数が少し変化する．この周波数の偏移の大きさから移動する物体の速さを計測できる．頸動脈エコーでは赤血球の移動の速さ，すなわち血流速が求められるということである（図4）．ドプラ法には大きくわけて，①パルスドプラ法，②カラードプラ法，③連続波ドプラ法，④パワードプラ法，がある．

1．パルスドプラ法

ある1点（サンプルボリューム）の血流情報を求めるために使用される．時間ゲートをかけ特定

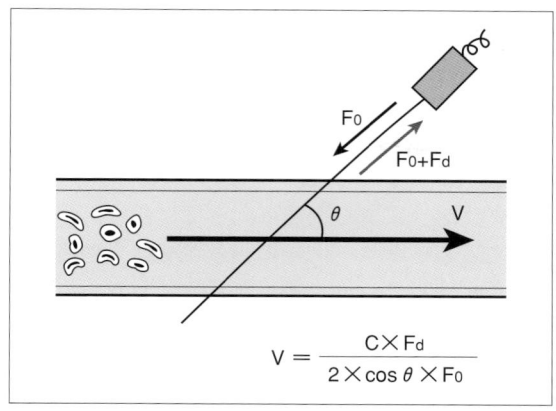

図4 ドプラ法の原理
発信周波数と偏移周波数，角度がわかれば 血流速を求めることができる．
発信周波数：F_0，偏移周波数：F_d，血液の流速：V，音速：C，ビームと流れの角度：θ

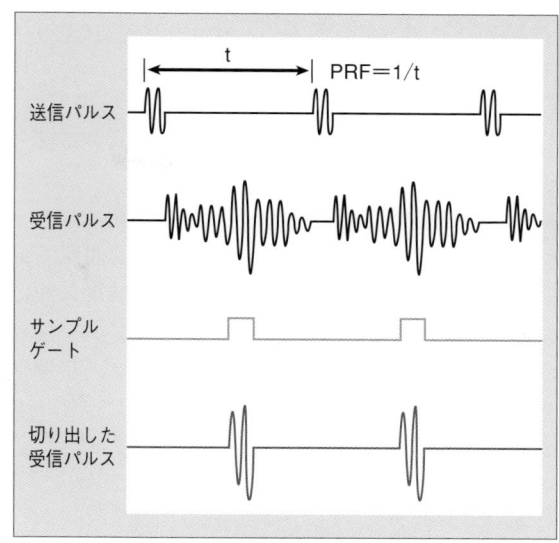

図5 パルスドプラ法の原理
測定したい場所にサンプルゲートを設定してその部分のみ受信する．

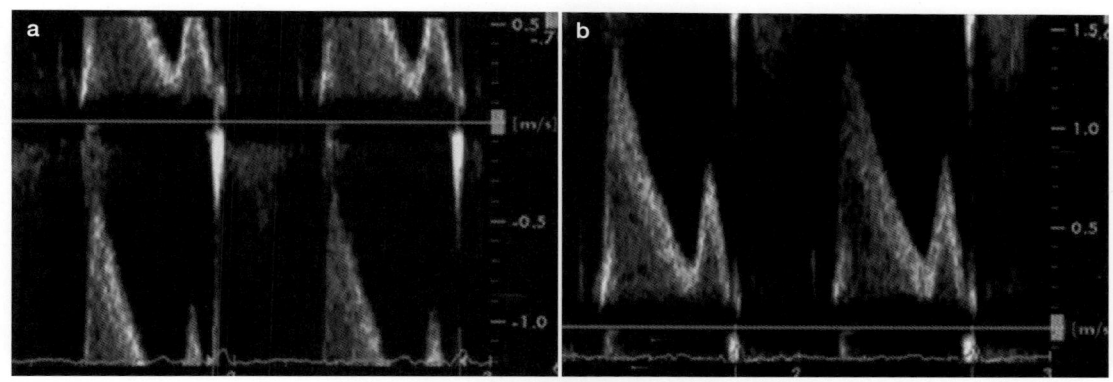

図6 パルスドプラ法の限界点 折り返し現象
a：折り返し現象，b：ベースラインシフト施行後．
偏移ドプラ周波数がPRFの半分を超えると折り返し現象が生じる（a）．
パルスドプラ法では計測できる速度に限界がある．
ベースラインをずらすとPRFまでは計測できるようになる（b）．

の深さから反射してくる反射波のみを受信し周波数解析を行うことにより，任意の1点における血流情報が得られる[2]（図5）．この手法で計測できる最大ドプラ周波数（ΔF MAX）と繰り返し周波数（PRF）との間にはΔF MAX＝PRF/2という関係があり，測定可能な最高流速に限界がある．この限界を超えた場合は折り返し（アリアジング）現象が生じる（図6）．流速が速く何度も折り返した場合には広帯域両方向性パターンとなる．

2．カラードプラ法

カラードプラ法は受信ビーム上の多数の点の血流速情報（平均流速，方向，分散）を自己相関法と呼ばれる方法により求め，探触子に近づく血流は赤色，遠ざかる血流は青色，速度の速いものは明るく，遅いものは暗い色として断層画像とともに表示される．パルスドプラ法と同様に流速が速くなると折り返し現象がみられる．また受信ビーム上の多数の点を表すために，1枚の画像を得る

のに多くの送受信を繰り返す必要がある．そのためフレームレートが低下しリアルタイム性が悪化する．

そのような場合にはカラードプラ表示する部分を狭くすることでよくなることもある．

3．連続波ドプラ法

探触子面を2分割して送信する面と受信する面にし，超音波を連続的に送受信する．パルス波ではなく連続波を使用するためにパルスドプラ法とは異なり超音波ビーム上のあらゆる部位の流速信号が重ねられて表示される．したがって，ビーム上の任意の点の速度情報はわからないが，原則的には測定上限がないのが長所である．パルスドプラ法やカラードプラ法により折り返し現象がみられた高速血流の流速を求める場合に用いられる．

4．パワードプラ法

ドプラ信号による流速，向きではなく，信号の強度に応じてカラー信号の明るさを変え血流の多いところは明るい色で表示される．カラードプラ法と違って折り返し現象はないが，血流速度と向きはわからない．流速が遅い部分の血流を捉えるのに適している．

3 頸動脈内の血流の特性

姫路獨協大学医療保健学部 臨床工学科　菅原　基晃
東京都市大学工学部 生体医工学科　仁木　清美

頸動脈エコー法で得られる情報には，Bモード断層法による内腔の形態に関する情報（アテロームや狭窄の有無）や血管壁の構造に関する情報（内膜中膜複合体厚，intima media thickness：IMT），エコートラッキングによる血管壁の弾性に関する情報（stiffness parameter），パルスドプラ法やカラードプラ法による血流に関する情報（血流速度，流量，流れの剝離）がある．このなかで，血流に関する情報を正しく解釈するには，血流が波動であることを理解しておく必要がある．本稿では，まず，波動の基本的な性質について述べ，それを基にして頸動脈血流の特徴とそれから得られる情報について概説する．

A 心臓血管系の波動

左心室から大動脈に血液が駆出された場合，大動脈起始部から末梢までの血液が同時に一斉に動き始めるのではなく，最初は大動脈起始部の血液が動き始め，その動きが順次末梢へ向かって伝達されていく．つまり，血液の動きは波動として末梢へ伝播する．この波動は圧力の変化と流速の変化を同時にもたらすので，波動の通過を圧力計で検知すれば圧力波とみなせるし，波動の通過を流速計で検知すれば速度波とみなせる．

超音波ドプラ法が発達する以前は，動脈内の波動は圧力計で検知することが多かったので，圧力波とみなされ脈波（pulse wave）と呼ばれてきた．現在では，超音波ドプラ法により流速の変化として波動を検知することも容易なので，脈波を特に圧力波と考える必要はない．

この波動は，末梢で動脈が細くなり流れの抵抗が大きくなったところで反射する．したがって，動脈内の波動には，心臓から末梢に向かう前進波と末梢から反射して心臓へ向かう後退波がある．前進波という呼び名は，適当に取った座標系の正の向きに伝播する波を意味し，後退波という呼び名は，座標系の負の向きに伝播する波を意味する．したがって，座標系の正の向きを逆にとれば，前進波と後退波は逆転する．心臓血管系の場合は，心臓から末梢へ向かう向きを正に取る方が違和感がない．

B 前進波と後退波の性質
―wave intensity

前進波と後退波では，圧力と流速の変化の符号の関係が異なる．図1に示すように，前進波では，圧力が増加する場合は流速も増加し，圧力が減少する場合は流速も減少する．一方，後退波では，圧力が増加する場合は流速は減少し，圧力が減少する場合は流速は増加する．この関係を式で表す

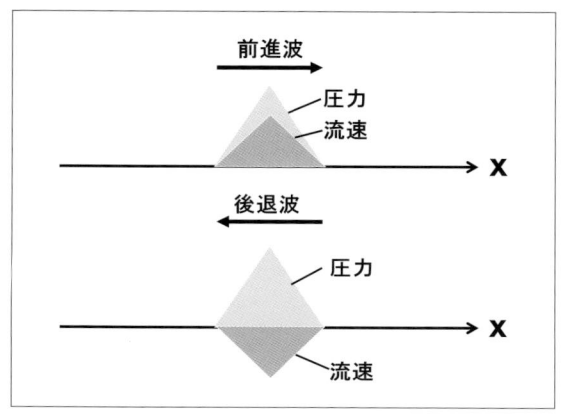

図1　前進波と後退波
前進波では圧変化と流速変化の符号は同じ，後退波では圧変化と流速変化の符号が逆である．

と次のようになる．

前進波では，$(dP/dt)(dU/dt)=WI>0$ ……(1)
後退波では，$(dP/dt)(dU/dt)=WI<0$ ……(2)

ここで，dP/dt は圧力の時間微分，dU/dt は流速の時間微分である．これらの積 WI は wave intensity と呼ばれる．繰り返すと，前進波（心臓から末梢への向きを正とする）では，WI が正，後退波（末梢から心臓へ向かう）では WI が負となる．

C wave intensity の超音波計測

ある動脈内で，ある時点で，前進波（末梢側へ向かう波．したがって，主に心臓側の動作状態の情報をもつ）が優勢か，後退波（心臓側へ向かう波．したがって，末梢側の状態の情報をもつ）が優勢かは，心臓と動脈系の干渉を解析する上で重要な情報である．この情報は，WI から直ちに得られるが，WI を求めるには，血圧波形と血流速度波形の両方が必要である．現在，正確な血圧を得るには，カテーテル先端型圧力計を用いる以外に方法がない．しかし，較正値の入っていない血圧波形だけなら，非侵襲的に得る方法がある．それは，血圧波形と動脈直径変化波形の相似性を利用することである．両者の関係は，一心周期全体では完全に相似とはいえないが，実用上十分な精度で相似とみなすことができる．特に，WI が定義される駆出期では，ほぼ完全に相似である[1]．

そこで，超音波エコー・トラッキング法で測定した動脈の直径変化波形の最大値と最小値を，カフ型血圧計で測定した最高血圧と最低血圧で較正すると，動脈直径変化波形を血圧波形とみなすことができる．また，血流速度は超音波ドプラ法で非侵襲的に測定することができるが，単純にパルスドプラ法で測定した流速を用いるわけにはいかない．WI の概念は，一次元の波動モデルに基づいているから，流速は断面平均された流速でなければならない．ところが，パルスドプラ法で測定される流速は，サンプルボリューム内の局所的な流速であるから，速度分布が平坦でない場合は，サンプルボリュームが血管断面内のどこに位置するかにより異なる値を与える．また，連続波ドプラを用いた場合は，ドプラビーム上の最大速度を表示するので，これも速度分布が平坦でない場合は，平均流速よりつねに大きな値を与える．正確に断面平均速度を得るのは難しいが，カラードプラビーム上に適当なゲートを設け，このゲート内のカラードプラ信号を加算平均することにより，断面平均流速に近い流速を得ることはできる．図2に，頸動脈の直径と血流速度の同時測定画面を示す（アロカ（株），SSD6500）．

D 頸動脈 wave intensity の生理学的性質

図3に，上に述べた方法で測定した正常なヒトの総頸動脈の血圧波形（血管径変化波形），血流速度波形，これらの時間微分から計算した WI，および WI から得られる諸指標を示す．WI 諸指標の測定の intraobserver variability と interobserver variability，intrasession variability と intersession variability，および各指標の正常値については，仁木ら[2]が報告している．

次に，ヒトの総頸動脈の WI から得られる諸指標の生理学的性質をみてみよう．大手らは，冠動脈疾患を疑われた64症例において，カテーテル検査中に超音波装置（アロカ（株），SSD6500）を用いて総頸動脈 WI を測定した[3]．同時測定された左室の Max dP/dt と総頸動脈 WI の第一の正のピーク（駆出初期に現れる）の高さ W_1 との関係を図4に示す．両者の間には良好な正の相関がある．したがって，W_1 は心収縮性の指標として用いることができる．図5は，大手らが得た左室圧低下の時定数と W_2 の関係を示す．両者の間には良好な負の相関がある．したがって，W_2 は左室の弛緩特性の指標として用いることができる．

WI からは，図3に示すような時間に関する指標も定義できる．心電図の R 波から W_1 までの時間（R-W_1）は前駆出期（preejection period）と，また W_1 から W_2 までの時間（W_1-W_2）は駆出時間（ejection time）とほぼ同等である．

WI の負の部分は反射波の効果が優勢であることを表すので，図3の NA の面積あるいは深さは反射波（この場合，頭頸部からの反射波）の効

3. 頸動脈内の血流の特性

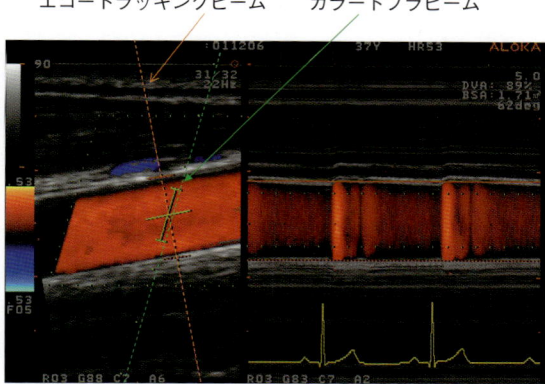

図2 頸動脈の直径と血流速度の同時測定画面
エコートラッキングビームで直径変化波形を，カラードプラビームでゲイト間の平均血流速度波形を得る．

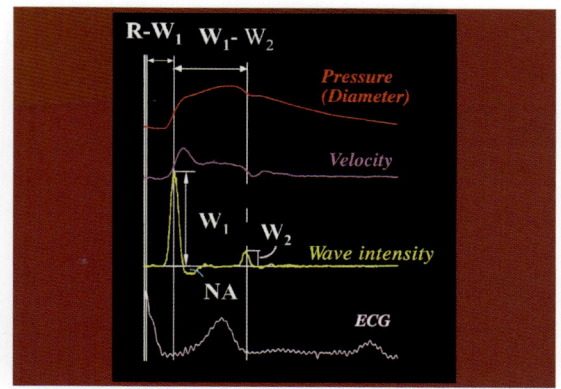

図3 頸動脈における血圧波形（pressure），血流速度波形（velocity）およびこれらから計算された wave intensity とそれから導かれる諸指標

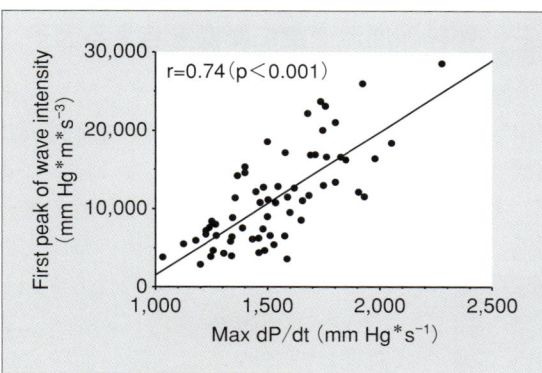

図4 冠動脈疾患群における頸動脈 wave intensity の第一のピークの高さ（W_1）と左室 Max dP/dt の関係
（Ohte N, et al. Heart Vessels 18：107-111, 2003[3]）より引用）

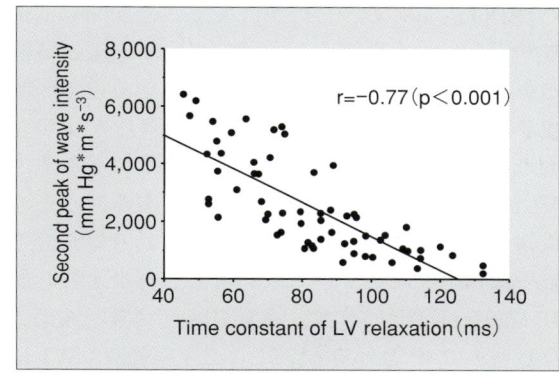

図5 冠動脈疾患群における頸動脈 wave intensity の第二のピークの高さ（W_2）と左室等容弛緩期の圧低下の時定数との関係
（Ohte N, et al. Heart Vessels 18：107-111, 2003[3]）より引用）

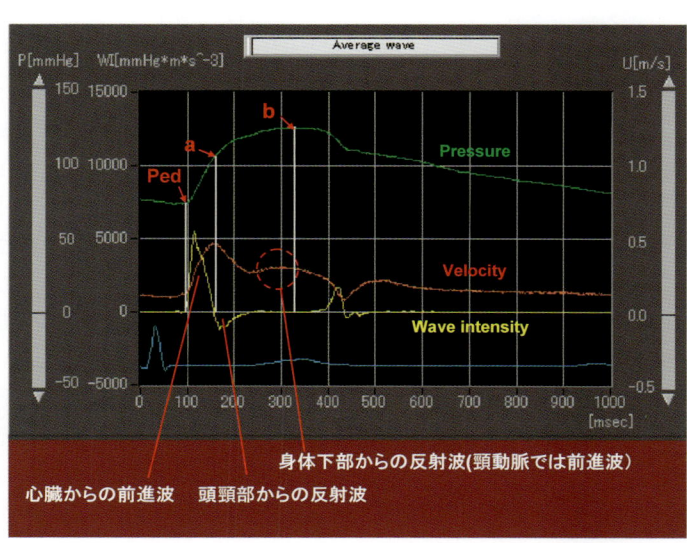

図6 頸動脈の血圧波形（直径変化波形），血流速度波形の代表的な同時測定記録およびこれらから計算した wave intensity 波形

Ped は拡張末期圧を示す．Ped から a の区間は心臓からの前進波が血圧波形を形成し，a から b の区間はこれに頭頸部からの反射波（wave intensity の値は負）および身体下部からの反射波（頸動脈では前進波）が重畳している．augmentation index＝（b－a）/（b－Ped）とすることに問題はない．

果の大きさを表す．

E 頸動脈血流速度波形の形成

図6に，総頸動脈の血圧波形（直径変化波形）と血流速度波形の代表的な同時測定記録，およびこれらから計算したWI波形を示す．頸動脈の血圧波形は大動脈の血圧波形とさほど変わらない．しかし，血流速度波形は大動脈の血流速度波形のように単純ではない．この波形が形成される過程を，WIを参照しながら考察してみよう．

拡張末期（血圧波形上でPed）から始まる駆出初期に血圧と血流速度はともに上昇し，血流速度がピークに達する時点（血圧波形上でa点）までWIは正である．したがって，この期間は前進波，すなわち心臓側から頭頸部へ向かう波が優勢である（この前進波は，圧を上昇させるので圧縮波である）．血流速度はピークを過ぎると減少し始めるが血圧はさらに上昇し，WIは負となる．WIが負の期間は後退波，ここでは頭頸部から心臓側へ向かう反射波が優勢である．いったん低下した血流速度はわずかではあるが，再び上昇し始め，血圧がほぼピークに達する時点（血圧波形上のb点）まで上昇を続ける．この期間はWIは正であるが，dU/dtが小さいので，ほぼゼロにみえる．この期間は前進波が優勢であるが，この前進波は，大動脈を逆行してきた身体下部からの反射波（後退波）が，大動脈から頸動脈に入り，末梢（頭頸部）へ向かう前進波となったものである．WIは駆出末期に再び正のピークを形成する．この期間は前進波が優勢であるが，圧は下がっていくので，この前進波は膨張波である．駆出末期に心臓から末梢に向かう前進膨張波が出るということは，心臓が積極的に血流を止めていることを意味する[4,5]．一般的に考えられているように，収縮末期に心筋の張力が落ち，末梢抵抗に打ち勝って血液を駆出することができなくなるために血流が停止するのであれば，血流は末梢から心臓に向かう反射波により停止するはずである．しかし，真実は，血流は前進波により止められている．これは，心筋は等容弛緩期に入る少し前に短縮（つまり駆出）を止めてしまうという性質による

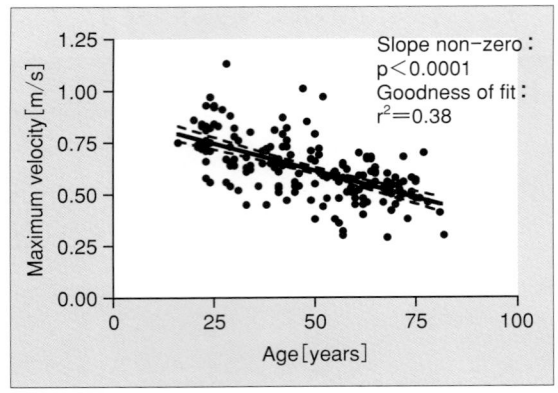

図7　頸動脈最大血流速度と年齢の関係

る[5]．

F 頸動脈血流速度に影響を与える因子

頸動脈血流速度波形は図6に示したように，駆出初期にピークを形成する．この最大血流速度は，若年者では高く，高齢になると低くなる傾向がある．図7に，頸動脈の最大血流速度と年齢の関係を示す．血流速度波形は左心室の駆出の様式と血管の硬さで決まる．仮に血圧の上昇の仕方が同じであったとしても，やわらかい血管に向かって駆出する場合は流速は高くなるし，硬い血管に向かって駆出する場合は流速は低くなる．この関係は，生理学でも古くから用いられているwater-hammer equationから導かれる．water-hammer equationは，血圧の変化ΔPによって引き起こされる血流速度の変化ΔUは，

$$\Delta U = \Delta P / \rho c \quad \cdots\cdots\cdots\cdots\cdots\cdots (3)$$

で与えられるというものである．ここで，ρは血液密度，cは脈波速度である．water-hammer equationは，血流が前進波のみで形成され反射波がない場合にのみ成り立つ．図6の血圧波形上の点Pedからaの期間，別の言葉でいえば，血流速度波形が立ち上がりピークに達するまでの期間は，反射波がないのでwater-hammer equationが成り立つ．そうすると，同じ圧力上昇ΔP（図6では，a−Ped）によって引き起こされる流速変化ΔU（図6では，ピーク流速に至るまでの流速の上昇）は，脈波速度cが大きいほど小さ

3. 頸動脈内の血流の特性

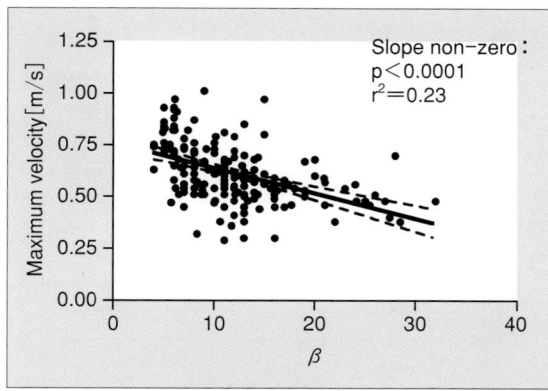

図8 頸動脈最大血流速度と血管 stiffness parameter β の関係

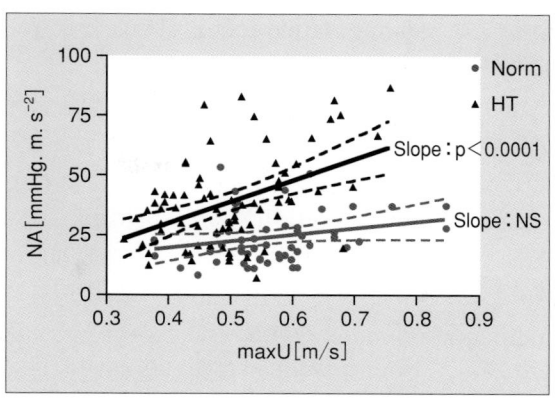

図9 高血圧群（HT）と年齢を一致させた正常群（Norm）における頭頸部からの反射波の強さ（NA）と頸動脈血流の最大速度（Max U）との関係

くなる．脈波速度 c は，後述するように，血管のスティッフネスが大きい，つまり血管が硬いほど大きいので，硬い血管に向かって駆出する場合は，流速は低くなる．

図8に，総頸動脈の最大血流速度（ピーク値）と stiffness parameter β の関係を示す．β は加齢とともに増大するので，高齢者の頸動脈血流速度のピーク値が低いのは，主として動脈が硬くなったためと考えられる．

最大血流速度が低いからといって，高齢者の総頸動脈の血流量が低いわけではない．頸動脈は拍動に応じて直径を変えるので，瞬時瞬時の直径から計算した瞬時の断面積にその時点の血流速度を掛け，これを一心周期にわたって積分し，さらにそれに心拍数を掛けて求めた総頸動脈の血流量は，正常群ではまったく年齢依存性がない（未発表データ）．つまり，総頸動脈血流量は，堅固にコントロールされている．

G 頭頸部からの反射波

総頸動脈の血流速度がピークに達するまでは前進波のみであるが，ピークを過ぎて流速が落ち始めると WI は負となり，頭頸部からの反射の効果が現れ始める．反射波の効果の大きさは，WI の負の部分の面積（図3のNA）で表される．

ところで，ほとんどすべての組織は，局所の血流を制御する内因性の能力をもっていると一般に考えられており，この能力は自己調節能（autor-

egulation）と呼ばれている．ある領域の自己調節能は，その領域からの脈波の反射の仕方に現れる．図9に，正常血圧群と高血圧群のNAと総頸動脈血流の最大速度との関係を示す．高血圧群では正常血圧群にくらべ，頭頸部からの反射は有意に強い．正常血圧群では，NA は最大血流速度に依存しないが，高血圧群では，NA は最大血流速度とともに増加する．このことは，正常血圧群にくらべて高血圧群の方が，血流の自己調節能が鋭敏であることを意味すると考えられる．Guyton[6] は，「生体の機能の維持にとって重要なのは，血流であって血圧ではない．したがって，自己調節は血流を組織にとって必要十分な量に保つメカニズムであって，血圧を制御するメカニズムではない．血流の調節を優先するために，時には血圧の調節が破綻することもある」という考えを示した．この考えに従うと，高血圧群は血流の制御機構が特に鋭敏な群なのかもしれない．

H augmentation index

augmentation index の本来の意味は，大動脈圧波形の形成において，心臓からみた末梢のすべて（身体下部，腕，頭頸部など）からの反射波が，心臓からの前進波に重畳してどれだけピーク圧を上げているかをみる指標である．上行大動脈のピーク圧の上昇は，左室にとっては負荷の増大と

なるので，augmentation index が心血管疾患の危険因子の一つとなるのは当然である．

augmentation index は，本来，大動脈圧波形から得られる指標であるが，頸動脈圧波形と大動脈圧波形は大差ないので，頸動脈から得た augmentation index でも代用できる．その際，血圧波形（血管直径変化波形）だけでなく血流速度情報，したがって WI，も用いると，より正確に augmentation index を求めることができる．図6で示したように，Ped から頸動脈血流速度がピークに達する時点 a までの血圧上昇（a−Ped）が心臓からの前進波によるものである．a から b までの血圧上昇（b−a）は，これに頭頸部からの反射波（WI の値は負）と身体下部からの反射波（頸動脈では前進波）が重畳したものである．したがって，augmentation index＝(b−a)/(b−Ped) と定義して差し支えない．血流速度波形がない場合，a 点を正確に決めるのは難しい．

頸動脈脈波速度

頸動脈血流は波動であるということを述べてきたのであるから，当然，波動の伝播速度（脈波速度）についても述べなければならない．頸動脈は短いので，頸動脈局所の脈波速度を2点測定法で測定するのは難しい．しかし，工夫すれば，1点測定法で頸動脈局所の脈波速度を得ることができる．

弾性管のなかの波動の一般理論から，脈波速度は次式で与えられる．

$$c^2 = (A/\rho)(dP/dA) \quad \cdots\cdots (4)$$

ここで，c は脈波速度，A は血管断面積，ρ は血液密度，P は血圧である．dP/dA は血圧変化と断面積変化の関係で，血管の弾性法則がわかると求められる．血管の弾性法則はいろいろな形で表現されているが，超音波エコー法で容易に求められるのは，stiffness parameter β である．stiffness parameter β を用いた脈波速度の式は，菅原らが導いている[7]ので，ここでは結果だけを次に示す．

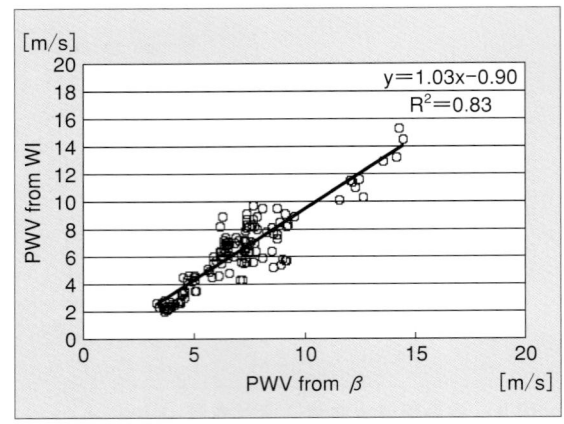

図10 β を用いて（5）式から計算した脈波速度（PWV from β）と wave intensity の第一のピークの時点で（6）式から計算した脈波速度（PWV from WI）の比較

$$c = (\beta P/2\rho)^{1/2} \quad \cdots\cdots (5)$$

この式から，脈波速度は β が大きくなると大きくなり，血圧が高くなると大きくなることがわかる．

脈波速度のもう一つの1点測定法は，water-hammer equation と WI を用いる方法である．(3) 式の ΔP，ΔU を微分 dP，dU に置き換え，変形すると次式を得る．

$$c = (dP/dU)/\rho \quad \cdots\cdots (6)$$

図6のように，P および U の波形が得られていると，dP/dU は容易に得られるが，water-hammer equation が成り立つのは，波動が前進波成分しかもっていないときであるから，WI が正のピークを取る時点で dP/dU を計算する．

上の二つの方法で求めた頸動脈の局所脈波速度の比較を図10に示す[8]．ここで，注意しなければならないのは，β を求める際の血管直径の測定を，血管壁のどの層で行うかということである．血管壁には非圧縮性という性質があるため，必然的に内層側で測定した直径変化の方が，外層で測定した直径変化より大きくなる[9]．したがって，内膜をエコートラッキングして直径変化を求めて計算した β の方が，外膜をエコートラッキングして得た β より必ず小さい値となる．図10で

3. 頸動脈内の血流の特性

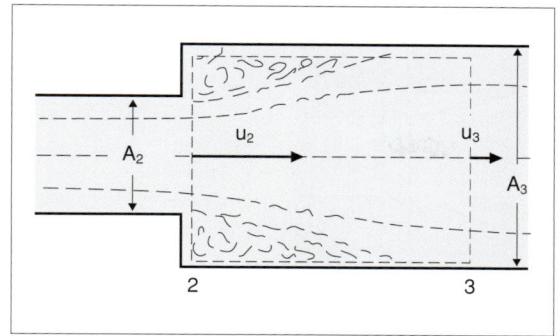

図11 断面が急拡大する管のなかの流れ

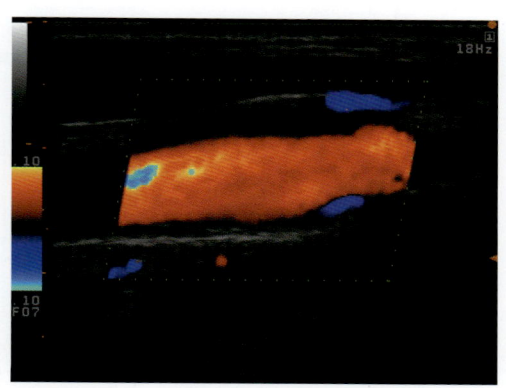

図12 カラードプラでみた頸動脈洞内の血流
心臓から頭頸部方向（図の向かって左から右）へ向かう血流を赤で，それと逆向きに向かう血流を青で表示してある．頸動脈洞の管壁に近い領域に逆流があり，流れが剝離していることがわかる．

(5) 式から計算した脈波速度は外膜をエコートラッキングして求めた β を用いたもので，(6) 式から得た脈波速度とよく一致している．この理由から，筆者らは，β を測定する際のエコートラッキングは，外膜上で行うよう推奨している．

J 流れの剝離と頸動脈洞

これまで述べてきた波動とは直接関係がないが，血管病変の発生と関連が深いと考えられる血流の剝離について述べる．図11は，断面積が A_2 から突然 A_3 に拡大する管のなかの流れを示す．流体は，断面積が急に拡大する部分で管壁に沿って曲がって流れることはできず，まっすぐなジェットとして拡大部分に入ってくる（流れの剝離）．このジェットの断面積は下流へ行くにつれ増大し，いずれ管全体を占めて A_3 となる（流れの再付着）．ジェットと管壁に挟まれた領域は剝離領域と呼ばれ，ここでは流れが停滞し大小さまざまの渦が形成されている．渦の運動エネルギーは流体の粘性のため散逸し，最終的には熱に変わって失われる．このために，流れの剝離が起こると大きな圧力損失を生じる．この圧力損失（総圧の低下）は理論的に求められ，次式で与えられる[10]．

$$\text{圧力損失} = (1/2)\rho u_2^2 [1-(u_3/u_2)]^2$$
$$= (1/2)\rho u_2^2 [1-(A_2/A_3)]^2 \cdots\cdots (7)$$

ここで，ρ は血液密度，u_2，u_3，A_2，A_3 は図11に示した流速および断面積である．〔上式中の $(1/2)\rho u_2^2$ は，$\rho = 1050\,\text{kg/m}^3$ とし，u_2 を m/s で表示すると，N/m^2 という圧力の単位をもつことになるが，$1\,\text{mmHg} = 133.3\,\text{N/m}^2$ という換算率を用いると，$(1/2)\rho u_2^2$（mmHg 表示）$= 3.9\,u_2^2 \cong 4\,u_2^2$ となる．$A_2 \ll A_3$，あるいは $u_2 \gg u_3$ の場合は，圧力損失（mmHg 表示）$\cong 4\,u_2^2$ となる．この関係は，簡易ベルヌーイの式として知られている〕．

流れの剝離は流路の断面積が急に大きくなる部分で起きるから，剝離を防ぐには流路に断面が拡大する部分を作らないことである．ところが，不思議なことに，頸動脈洞の部分では血管の断面が拡大している．当然，ここで流れの剝離が起こる．剝離の様子はカラードプラで観察される（図12）．頸動脈洞での流れの剝離は，大きな圧力損失をもたらすほどのものではないが，剝離が起こると，血流が停滞したり，乱流になったりして，血管病変の発生原因となる可能性がある．実際，頸動脈洞は血管病変の好発部位である．流体力学的観点からみると，頸動脈洞の形態は自然が犯した設計ミスとしか考えられない．

K NASCETかECSTか

図13に，オリフィス状の狭窄を過ぎる流れの剝離の様子と静圧および総圧の分布を示す[10]．この狭窄の圧力損失（総圧の低下）も，実は，(7)

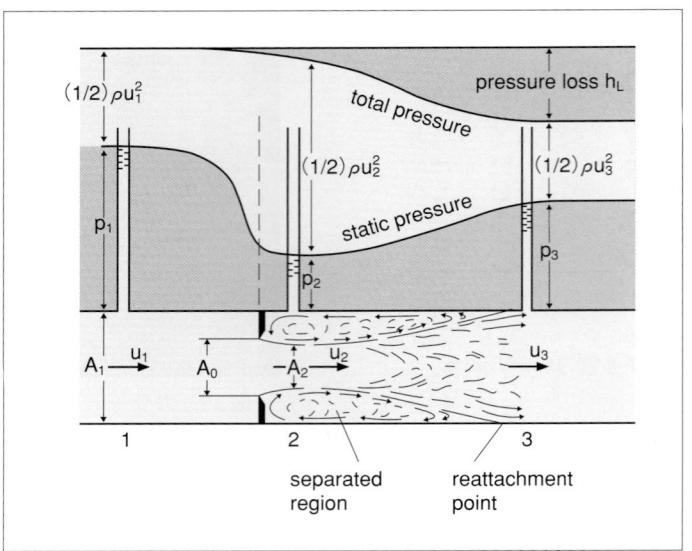

図13 オリフィス状の狭窄をもつ管のなかの流れ

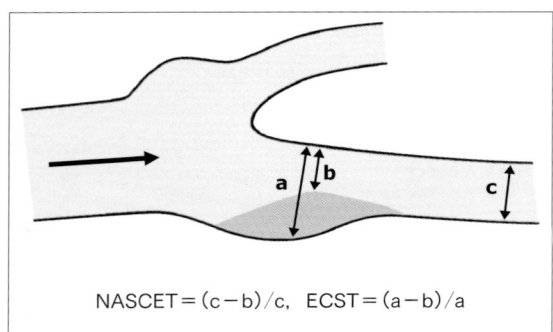

図14 NASCET法とECST法による頸動脈狭窄の評価
流体力学的観点からは，NASCET法の方が理にかなっている．

式とまったく同じ式で表される[10]．ただし，u_2，u_3には図13に示した流速を用いる．これは，図13の総圧分布からわかるように，狭窄を過ぎる流れの圧力損失は，流路が狭くなっていく部分で起こるのではなく，狭窄の後の流路が拡大していく部分で起こるからである．逆説的な言い方であるが，狭窄による圧力損失は，狭窄の後で再び管が拡大するから起こるのである．

頸動脈の狭窄の形態的評価法にNorth American Symptomatic Carotid Endarterectomy Trial（NASCET）法とEuropean Carotid Surgery Trial（ECST）法があるが（図14），上に述べたことから判断すると，NASCET法は，流体力学を熟知した人が考えた方法であるといえる．

第Ⅲ章

頸動脈エコーの実際

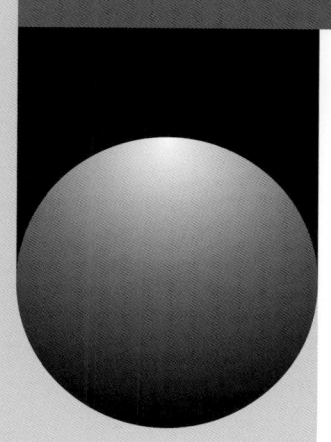

1 頸動脈観察の基本（被験者，器械の条件設定，画像の表示法，短軸操作・長軸操作などの基本手技および描出困難例への対処）

京都大学医学部附属病院 検査部
佐藤　洋

A 頸動脈観察の基本

1．患者の姿勢（図1）

検査には，正しい姿勢が不可欠である．枕がないか，低い枕をした状態で仰臥位になってもらい，顎を軽く上げ首を伸展し，顔を検査側と反対側に少し向いてもらう．そうすると広い観察範囲視野を確保できる．横を向き過ぎたり，顎を引いた状態では十分なアプローチができない．

2．機器の条件設定

①探触子は，高周波のリニア型探触子を用いる．中心周波数 7.5 Mz 程度のものが一般的であるが，近年 10 MHz 程度の探触子も使用するようになってきた．

②Bモード：ゲイン，フォーカス，ダイナミックレンジなどを調整して血管壁が明瞭に描出され血管内腔は黒く抜けてみえるような条件にする（図2）．

③内膜中膜複合体厚（intima media thickness：IMT）の計測時には，画像を拡大する必要があるので，表示視野深度を 3 cm 以下にする．椎骨動脈観察時には，表示視野深度 4 cm 程度が検査しやすい（図3）．

④カラードプラ：血管腔内に過不足なく血流シグナルが表示されるように設定する（図2）．

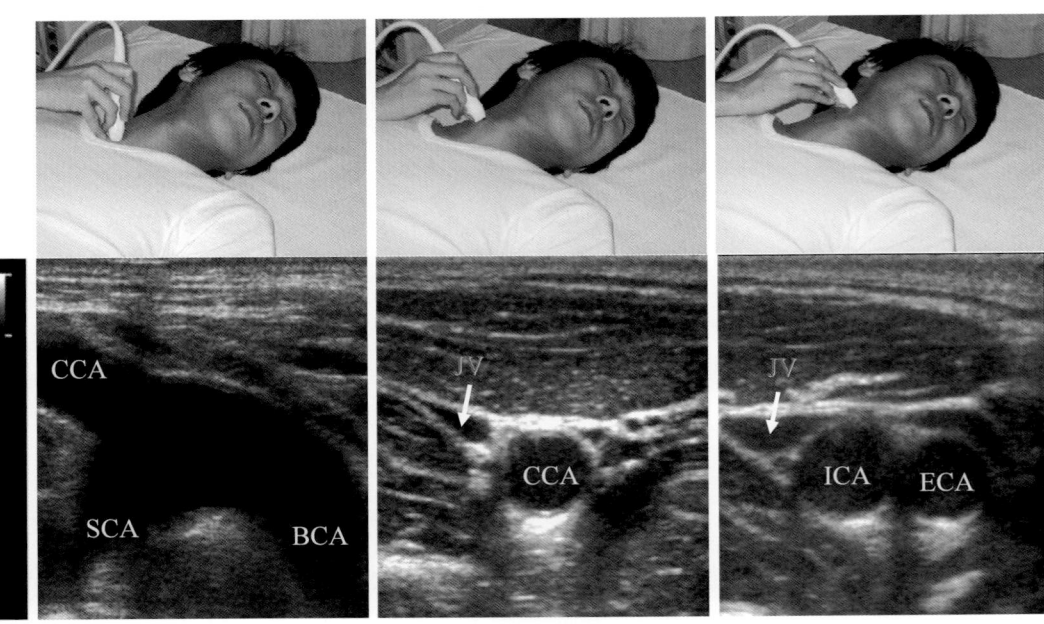

図1　右頸部横断像
a：腕頭動脈（BCA）から総頸動脈（CCA）と鎖骨下動脈（SCA）が分岐している．
b：総頸動脈（CCA）の外側に内頸静脈（JV）が観察される．
c：内頸動脈（ICA）は外頸動脈（ECA）よりもが外側に描出されている．

1. 頸動脈観察の基本

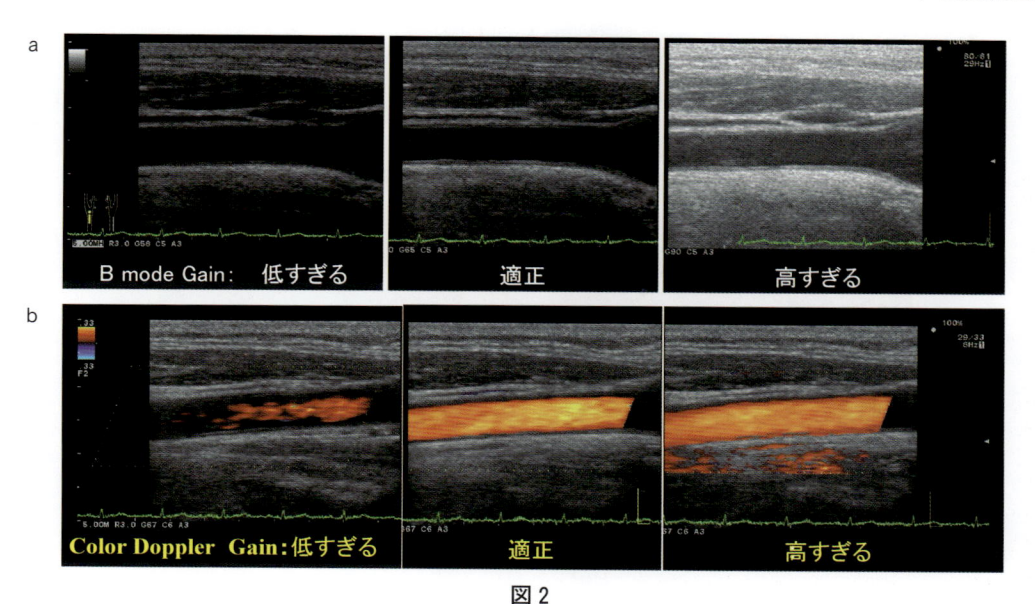

図2
a：Bモードゲインの違いによる画質の違い，b：カラードプラゲインの違いによる画質変化．

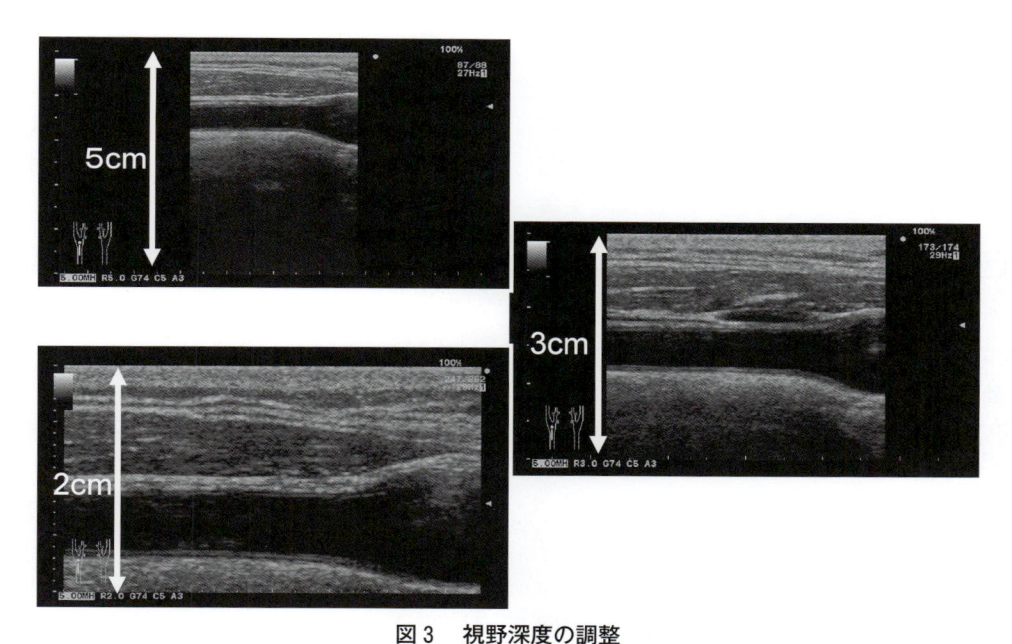

図3　視野深度の調整
IMT計測時には，できるだけ拡大して計測したい．最低でも視野深度3cmとする．

表1　Blooming artifact を低減させるために

関心領域を小さくする．
カラー走査線密度を増やす．
データ数を増やす．
繰り返し周波数を上げる．
カラーゲインを下げる．
カラーフィルタを上げる．

血管内腔より，滲んで血流シグナルが表示されることを Blooming artifact と呼び，その対処法はさまざまである（**表1**）．

3．画像の表示法

画像の表示法は，種々のものがあるが，日本脳神経学会から2006年に発表された，「頸部血管超音波検査ガイドライン」では，頸動脈の描出は短

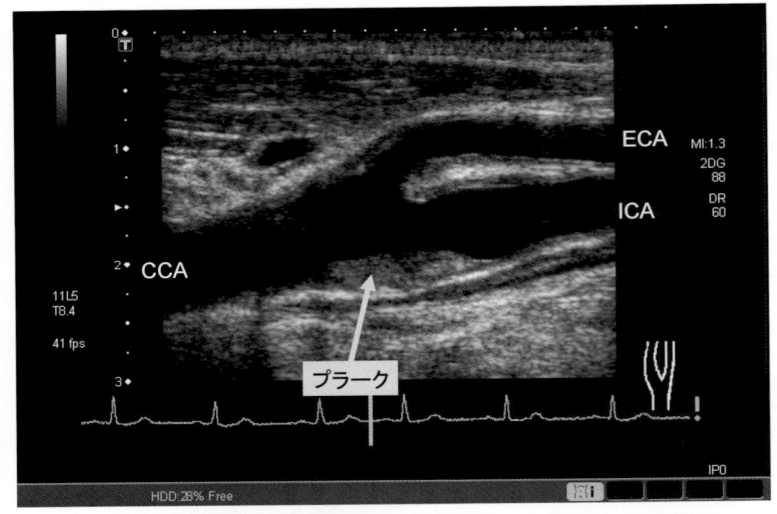

図4 頸動脈縦断像：総頸動脈と内頸動脈，外頸動脈の位置関係
CCA：総頸動脈，ECA：外頸動脈，ICA：内頸動脈．

軸像では画面の左側に頸動脈の右，長軸像では画面の左を心臓側に表示する．またカラードプラでは，探触子の近づく血流を赤，遠ざかる血流を青にすると提示している．本稿もそれに沿って記述している．ただし，2009年に日本超音波医学会から発表された「超音波による頸動脈病変の標準的評価法」では，頸動脈長軸方向断面像の表示方向については従来の循環器領域の方式と全身臓器の一部と考える方式とで意見が分かれているために，「頸動脈長軸方向断面像の表示方向については特に規定をしていない」としている．

4．基本操作

a．短軸でのアプローチ

頸動脈描出において初めに総頸動脈短軸走査を行う．前頸部を鎖骨上縁から下顎下縁までをゆっくりと走査して頸動脈の全体像を観察する（**図1**）．

その際に，①プラークの有無，②内頸動脈と外頸動脈との分岐形態，③蛇行の有無などを観察する．右の鎖骨上縁レベルでは，腕頭動脈から右総頸動脈と右鎖骨下動脈の分岐部が観察される．下顎下縁付近では，総頸動脈から内頸動脈と外頸動脈が分岐するところが観察される．内頸動脈と外頸動脈との位置関係は，多くの場合起始部レベルでは，内頸動脈の方が外側を走行する．内頸動脈と外頸動脈の鑑別点としては，**表2**の通りである．

また低輝度プラークは断層法のみでは描出困難な場合があるので，カラードプラ法も用いて病変の有無を観察する．

b．短軸―長軸へのアプローチ（図4）

総頸動脈の短軸走査の次には，総頸動脈を描出し続けたままに，探触子を90度回転させて総頸動脈の縦断像を描出する．できるだけ血管壁が明瞭に描出できるように画像調整をする．また前頸部からの走査だけでなく，探触子を外側や後方からもアプローチし，多角的にアプローチする．

c．外頸動脈―内頸動脈へのアプローチ（図5，表2）

横断走査時に把握した，内頸動脈と外頸動脈の分岐形態を把握したうえで縦断走査にて内頸動脈と外頸動脈を観察する．縦断走査にて内頸動脈と外頸動脈を同時に描出することは，困難なことが多い．内頸動脈と外頸動脈の鑑別は重要である．

d．血管壁描出とドプラ法での断面設定の違い（図6，図7）

血管壁の描出に適した断面と，血流計測に適した断面とは異なる．血管壁を明瞭に描出するには，超音波ビームと血管壁とのなす角度は90度が理想であり，ドプラ法にて血流計測を行うには，ド

1. 頸動脈観察の基本

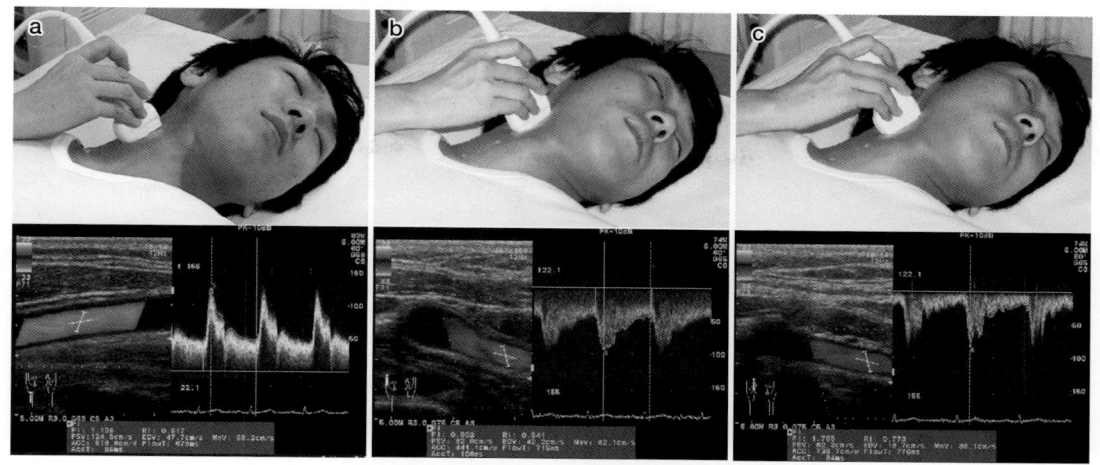

図5 総頸動脈，内頸動脈，外頸動脈へのアプローチ
a：総頸動脈，b：内頸動脈，c：外頸動脈．

表2 内頸動脈と外頸動脈の鑑別

	内頸動脈	外頸動脈
径	太い	細い
分枝	ない	ある
拡張末期血流速度	速い	遅い
分岐方向	通常は外側に分岐	通常は内側に分岐

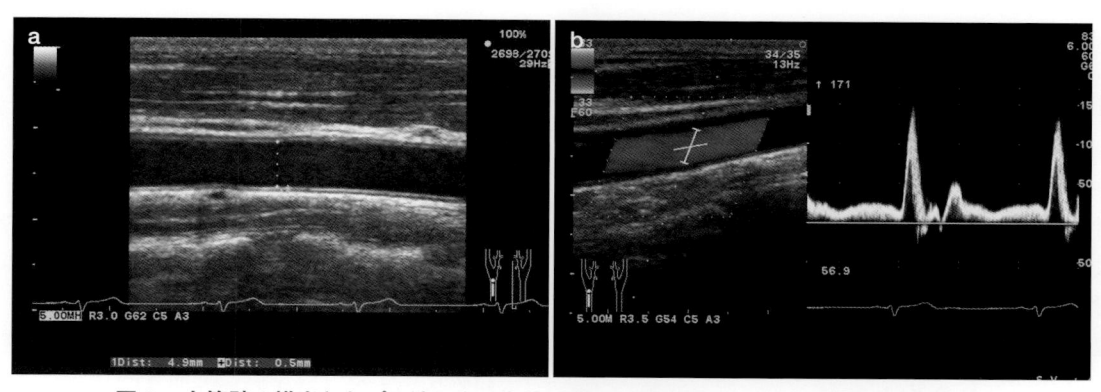

図6 血管壁の描出とドプラ法による血流計測での断面設定の違い（総頸動脈縦断像）
a：総頸動脈血管壁描出，b：総頸動脈血流評価．

プラビームと血管とのなす角度（ドプラ入射角）が小さい方がよい．0度が理想であるが，体表面アプローチにてドプラ入射角では困難であるので，通常はビームの斜め走査（ステアリング走査）と探触子の押さえ方の工夫で，ドプラ入射角60度以内となるような断面設定にする[1]．

e．総頸動脈から椎骨動脈へのアプローチ（図8）

前頸部から総頸動脈を長軸に描出したのちに，探触子位置はそのままにわずかに外側に傾けると

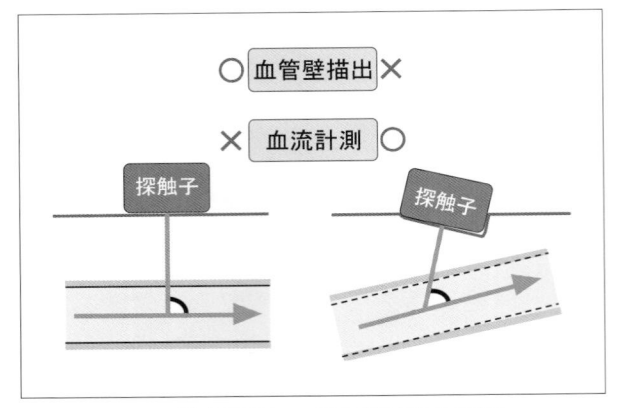

図7　検査目的に応じた断面設定の違い

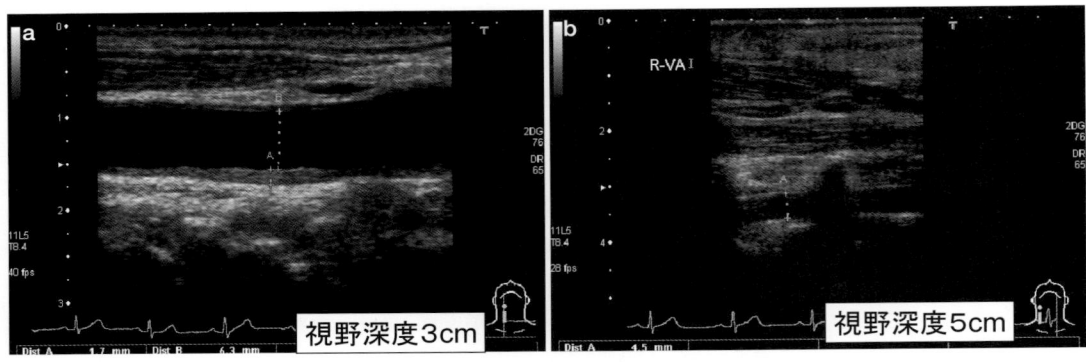

図8　総頸動脈（IMT計測時）と椎骨動脈の観察の視野深度の違い
a：総頸動脈，b：椎骨動脈．

総頸動脈よりも深い位置で椎骨動脈が描出できる．椎骨動脈は，椎骨横突起孔を走行するために，椎骨の音響陰影の間を走行するように描出される．

椎骨動脈は総頸動脈よりも体表面から深く，細いために，首の太い例では描出が困難である．そのような例では，視野深度を下げる，フォーカス位置下方移動，探触子の周波数を下げるなどの工夫も当然必要となる．

B　描出困難例への対処

1．石灰化病変
a．多方向からアプローチする（図9，図10）
超音波検査において，血管の前面に石灰化病変があると音響陰影により後方の描出が不良となり血管内腔の状態が把握できない．頸動脈検査の場合には，頸部の斜め前方アプローチに留まらずに，側方や斜め後側方からと多方向からのアプローチも合わせて行うことが推奨されている[2,3]．石灰化病変が偏在して存在しているだけなら，アプローチ方向を変えることで血管内腔の認識ができる．

b．血流速から狭窄率を推定する（図11，表3）
石灰化による音響陰影にて血管内腔が認識できないときには，石灰化直後の最大血流速度（peak systolic velocity：PSV）を測定することで，ある程度の狭窄率が推定できる．血流速度は，PSV値で狭窄率が推定できる．North American Symptomatic Carotid Endarterectomy Trial（NASCET）法[4]で50％以上の狭窄は150 cm/sec以上，70％以上の狭窄では200 cm/secとされている．ただし，near occlusionの場合は血流

1. 頸動脈観察の基本

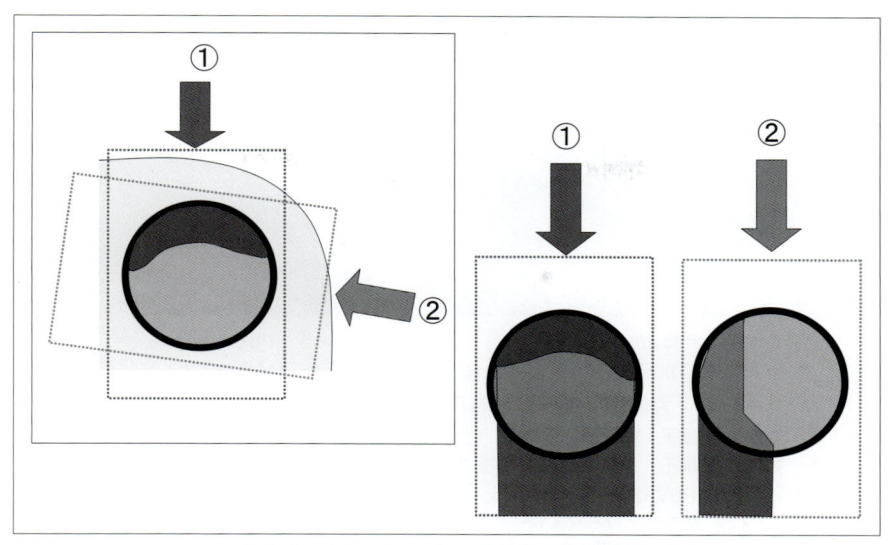

図9 石灰化病変に対するアプローチ例（左頸動脈 横断走査）
①の方向からアプローチした際には、血管内腔の認識はできない．②の方向からアプローチすれば、血管内腔の認識は可能となる．
　頸動脈の観察においては、このように多方向からのアプローチが可能であるために、必ず多方向からのアプローチを行う．
　ただし全周性に石灰化病変がある場合などには、どの方向からアプローチしても血管内腔は描出できない．

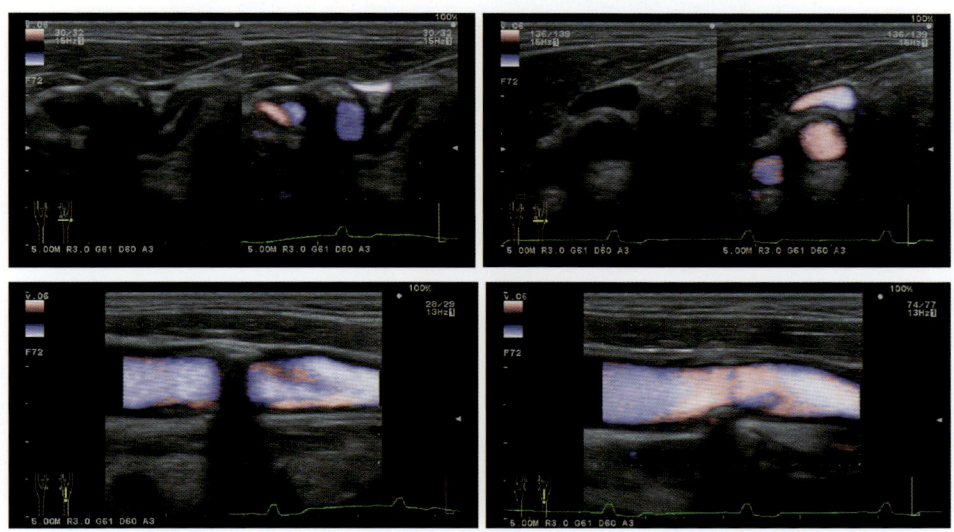

図10 頸動脈の観察（前方アプローチと，側方アプローチ．80歳，男性，高血圧，糖尿病）
　左総頸動脈の石灰化病変：前方アプローチでは、前壁の石灰化病変の音響陰影により、石灰化病変よりも後方の内腔はみえないが、側方アプローチでは、前壁の石灰化病変が、横方に描出されるために、血管内腔は明らかとなる．

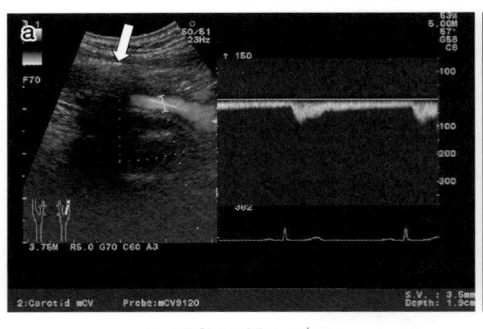

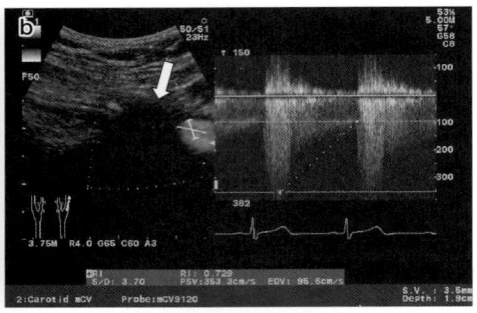

a：PSV＝95 cm/sec 　　　　　　　　　　　b：PSV＝353 cm/sec
NASCET50％＞　　　　　　　　　　　　　　NASCET70％≦

図11　左総頸動脈分岐部石灰化病変（→）直後の血流計測
a：67歳，女性，高血圧，糖尿病，脳梗塞（ラクナ梗塞）
b：75歳，男性，高血圧，脂質異常症，閉塞性動脈硬化症
　石灰化病変直後のPSVはa：95 cm/sec，b：353 cm/secと明らかに異なる．また血流波形を観察してもbは乱流波形となっている．
　石灰化病変の狭窄率は，音響陰影にて計測できないものの，a：NASCET50％未満，b：NASCET70％以上と推定できる．

表3　頸動脈狭窄PSVとNASCET狭窄率の関係

peak systolic velocity	NASCET 狭窄率
＜150 cm/sec	＜50％
150 cm/sec≦	50％≦
200 cm/sec≦	70％≦
低下	near occlusion

（日本脳神経超音波学会・栓子検出と治療学会合同ガイドライン作成委員会：頸部血管超音波検査ガイドライン．Neurosonology **19**：49-67，2006[2)]より引用）

速度が低下することに注意する[2,5,6)]．

2．解剖学的アプローチ困難例：首が短い，肥満（図12，図13，図14）

　いわゆる"エコープアー"という状態が頸動脈エコーでも存在する．通常の頸動脈検査でも用いる探触子の長さは約4 cmであるが，その長さの探触子を首に密着させることが困難なほど首が短い例もある．対処としては，①前方からのアプローチでは探触子密着が困難でも横方からのアプローチしてみると密着できる場合が多い．②幅の狭いマイクロコンベックス探触子を用いて検査する．
　マイクロコンベックス探触子は，セクタ探触子よりも近い距離の視野が広く，皮膚との接触面が狭いためにアプローチ角度の自由度が高い．通常の使用においても，内頸動脈末梢や，椎骨動脈起始部の観察にも有用であり，頸動脈エコーに限らず血管超音波検査では常備しておきたい探触子である[12)]．
　また肥満の対応としては，対象血管が減衰により描出困難となりやすいので探触子の周波数を下げたり，フォーカスを下げたりして対応する．

3．閉塞性病変か否か

a．総頸動脈血流の左右差（End diastolic ratio）から閉塞性病変を推定する（図15）

　頸動脈血流は，その灌流先である脳が多量の血液を必要とするために末梢血管抵抗が低く，拡張期血流が豊富である．内頸動脈と外頸動脈では灌流先の違いから拡張期血流は内頸動脈で豊富で，外頸動脈で乏しい．また正常では，ほとんど左右

1. 頸動脈観察の基本

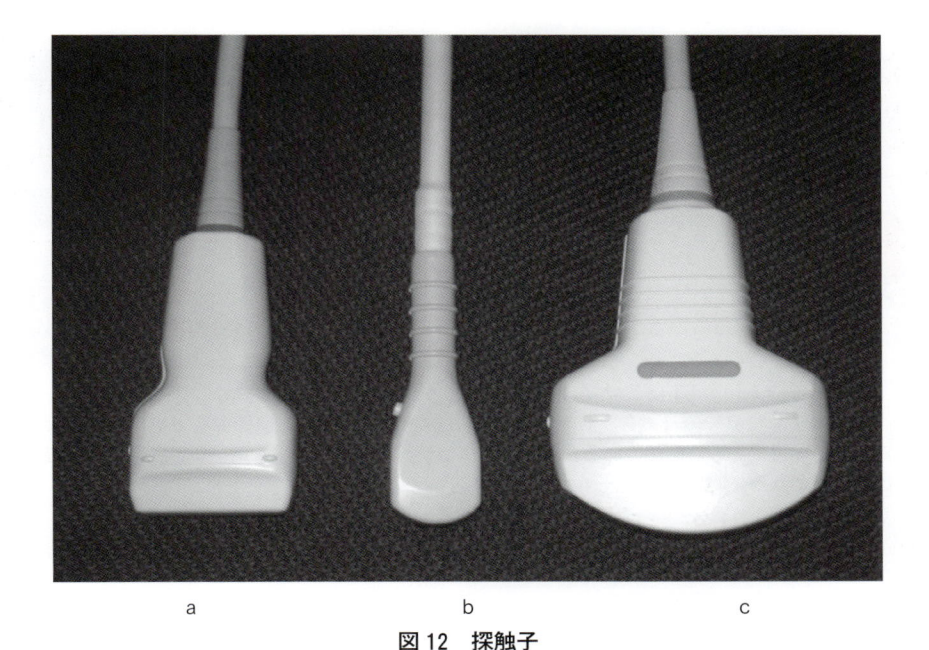

　　　　　　a　　　　　　　　b　　　　　　　　c
図 12　探触子
a：頸動脈エコーでの標準（高周波リニア型），b：マイクロコンベックス，c：腹部エコーで一般的なコンベックス．

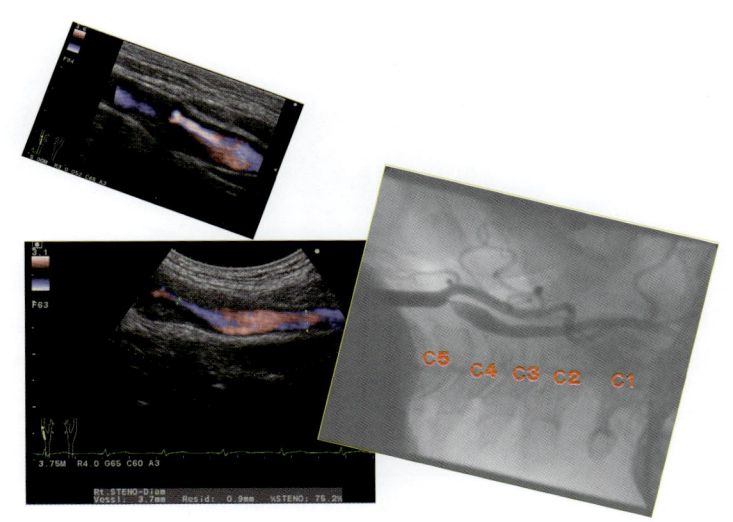

図 13　マイクロコンベックス探触子を活かす（内頸動脈）
右内頸動脈起始部狭窄：リニア型探触子では，内頸動脈は第 4 頸椎（C4）レベルまでしか描出できていないが，マイクロコンベックス探触子では，第 2 頸椎（C2）レベルまで描出されていることがわかる．

差はない．よって拡張末期の血流速の左右差を計測することで末梢の閉塞性病変の存在を推定することができる．その指標として総頸動脈の End diastolic ratio（拡張末期血流の左右差）が有用である．正常では 1.00～1.35（1.4）である[2,7]．

b．長軸像，短軸像でも診る（図 16）[8〜12]
　血管の観察は，閉塞の有無にかかわらず必ず長軸像，短軸像で観察する．また B モード単独で

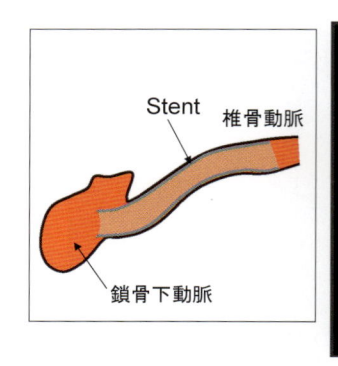

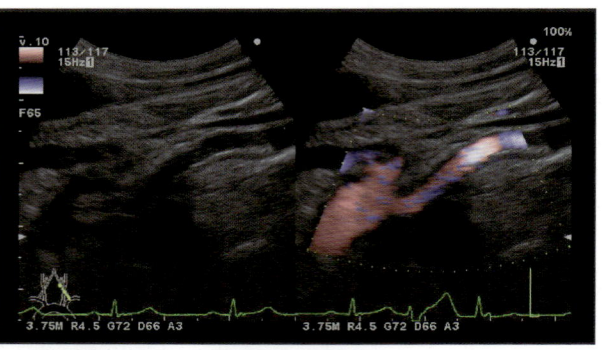

図14 マイクロコンベックス探触子を活かす
椎骨動脈起始部評価（ステント留置後）：リニア探触子では，鎖骨の影響で描出が困難なことが多い椎骨動脈起始部であるが，マイクロコンベックス探触子を用いることで容易に描出が可能となる．

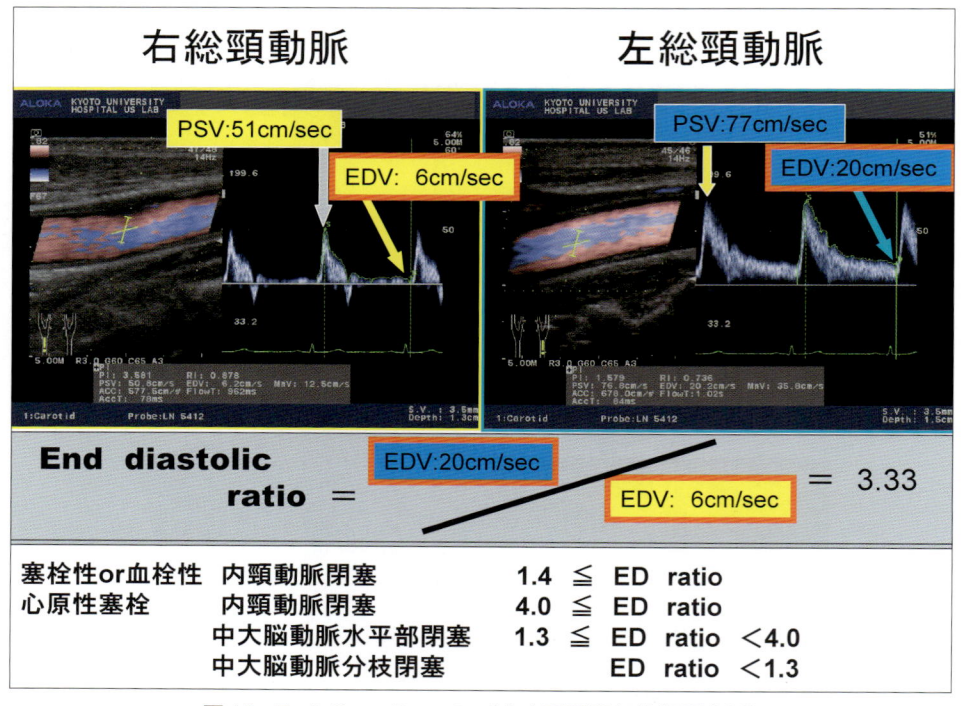

図15 End diastolic ratio（右内頸動脈起始部閉塞例）

は，閉塞か否かの判断は困難なことが多い．必ずカラードプラ法を併用する．

c．血流シグナル消失≠血管閉塞—パルスドプラで記録を残す（図17，表4）[9〜11]

カラードプラ法は，狭窄性病変や閉塞性病変の評価に有用であるが，必ずしも，"血流シグナル消失"と"血管閉塞"は同じものではない．装置の条件設定がよくないと開存している血管でも血流シグナルがなく閉塞様に描出されることもあるので注意が必要である．血流シグナルが消失した血管がある場合には，同部位をパルスドプラ法で観察して記録を残しておくことも重要である．

1. 頸動脈観察の基本

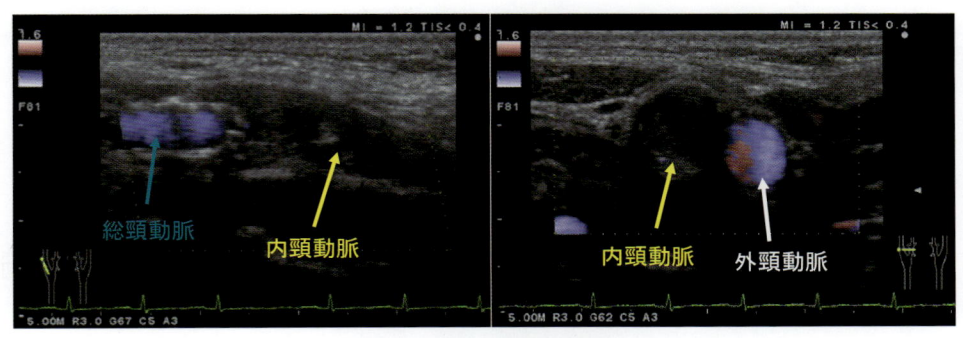

図16 閉塞性病変の観察
血管の観察は，閉塞の有無にかかわらず必ず長軸像，短軸像で観察する．必ずカラードプラ法を併用する．

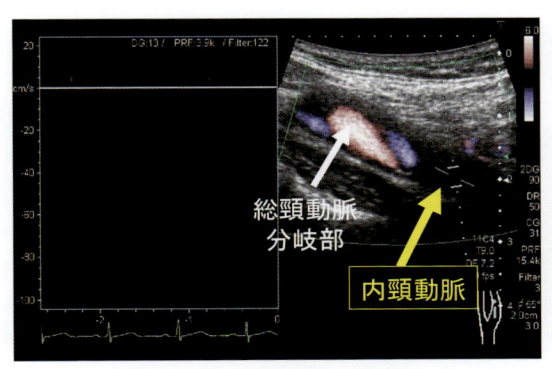

図17 左内頸動脈起始部閉塞
内頸動脈起始部の血流シグナルが消失している部分を，パルスドプラ法にて血流のないことを確認して記録に残しておく．

表4 最低流速検出感度を向上させるために

発信周波数を上げる 　生体減衰により S/N が低下するために 　血流を検出しにくくなることもある．
カラー繰り返し周波数を下げる 　折り返し現象が起こりやすくなる 　フレームレートが低下する．
データ数を増やす 　フレームレートが低下する．
ドプラ入射角度を小さくするようにアプローチ 　セクタやコンベックス探触子に変えてさまざまな 　ウインドウからの検査が必要となる．

2 頸動脈病変の評価—IMT 測定

幸循会 OBP クリニック 臨床検査科
尾崎　俊也

A max IMT

1．IMC と IMT

　頸動脈は内膜，中膜，外膜の3層からなり，頸動脈壁のエコー像も，近位壁（near wall），遠位壁（far wall）ともに，血管内腔側より高エコー層，低エコー層，および高エコー層の3層構造として観察される．しかし，頸動脈エコーでは，内膜と中膜の識別は現状では不可能で，血管内腔側の2層にあたる高エコー層と低エコー層を合わせて，内膜中膜複合体（intima media complex：IMC）と呼び，その合計の厚みを内膜中膜複合体厚（intima media thickness：IMT）として計測する（図1）．

2．max IMT とは

　IMT は，一般に最大厚（max IMT）を用いて評価されるが，計測領域を限定する場合は，記載方法を明確にする必要がある．たとえば，右総頸動脈での max IMT は「max IMT-Cr」と表記し，右頸動脈球部では「max IMT-Br」，右内頸動脈では「max IMT-Ir」などを用いる（図2）．

　早期動脈硬化研究会[1]での max IMT の取り扱いは，IMC の肥厚とプラークを区別せず，総頸動脈，頸動脈球部，および内頸動脈でそれぞれ1箇所とし，左右の合計6箇所の計測値を求める．また，外頸動脈および椎骨動脈は max IMT の計測範囲から除外している．

B max IMT の計測条件

1．長軸断面と短軸断面

　max IMT の計測には，血管の長軸および短軸断面のどちらを用いてもよいが，血管長軸では血管中央部の断面が，血管短軸では垂直断面が描出されていることが絶対条件となる．特に，検査経験の少ない検者は，血管の長軸および短軸断面の2方向で計測することが望ましい（図3）．

2．IMT の計測領域[2]

　以前は，装置の限界もあり，max IMT の計測領域を遠位壁側に限定していた施設も多かった．しかし，近年における超音波装置のフルデジタル化による画像処理技術や探触子制作技術の飛躍的な向上が，分解能の改善やアーチファクトの軽減

図1　総頸動脈長軸断面での近位壁および遠位壁の IMC

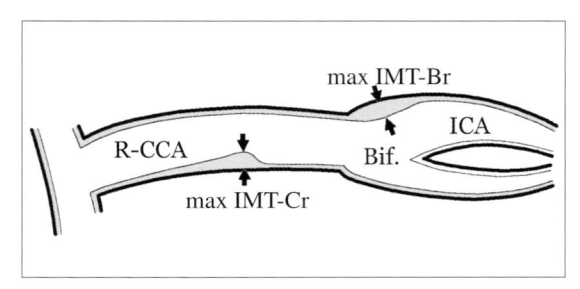

図2　各領域における max IMT の表記方法

2. 頸動脈病変の評価—IMT測定

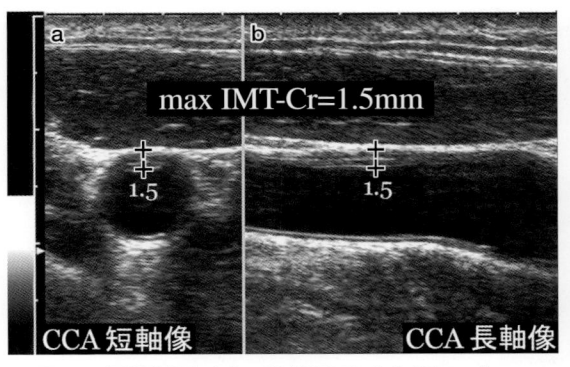

図3 短軸断面（a），長軸断面（b）両アプローチによる右総頸動脈max IMTの計測

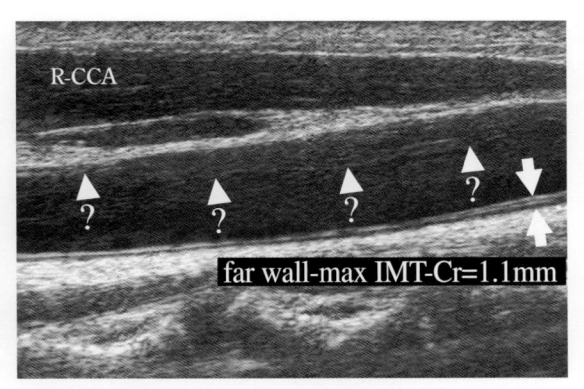

図4 近位壁のIMCが描出不良な症例でのmax IMTの計測ポイントと表記方法

などをもたらし，近位壁のIMTもルーチン検査において十分に計測可能となった．それに伴い，遠位壁側のmax IMTを基本とし，近位壁側のIMCの観察が可能な症例では，両側を計測領域としてmax IMTを求める施設が多くなった．筆者らの施設では，近位壁と遠位壁の両側を観察領域の基本としてmax IMTを計測している．また，近位壁が観察不良でIMTの計測が困難な症例は，遠位壁のmax IMTを計測し，右側の場合「far wall-max IMT-Cr」と記載している（図4）．

C　IMT計測の実際

1．far wall-IMTの計測[3)]

健常者の頸動脈壁は，近位壁側も遠位壁側も高エコー層・低エコー層・高エコー層の3層構造として観察される．

血管遠位壁のIMCは，内膜側（血管内腔側）の高エコー層と低エコー層の2層からなり，その2層の合計の厚みがIMTとなる．

遠位壁のIMTは，内膜側の高エコー層上縁にあたるleading edgeと，外膜とその周囲結合組織にあたる3層目の高エコー層上縁にあたるleading edge間が計測ポイントとなる（図5）．

2．near wall-IMTの計測[3)]

血管近位壁のIMCは，遠位壁と同様に内膜側（血管内腔側）の高エコー層と低エコー層の2層からなり，その2層の合計の厚みがIMTとなる．

近位壁のIMTは，内膜側の高エコー層下縁にあたるtrailing edgeと，外膜とその周囲結合組織にあたる内膜側から3層目の高エコー層下縁にあたるtrailing edge間が計測ポイントとなる（図5）．

近位壁側のtrailing edge間の計測ポイントは，遠位壁側のleading edge間の計測と比較すると，超音波原理的な境界線の認識誤差が大きくなる．

D　mean IMT

1．mean IMTとは

mean IMTは，一定の領域または複数のポイントでのIMTを平均したもので，一般に計測部位は総頸動脈に限定されているが，プラークを含む肥厚病変の伸展の程度を評価するのに有効である．

計測方法としては，数cmにわたる一定の範囲で自動計測機能を用いて求める方法（図6）と，2点以上の決められたポイントをマニュアル操作にてIMTを計測し平均値を求める方法がある．

前者は，自動計測機能が装置に内蔵されている場合，簡便で再現性がよいことが利点である．しかし，メーカーや機種が限定されることや，記録画像により計測が困難であることが欠点としてあげられる．

後者は，計測ポイントが増えるにしたがって操作が煩雑で時間を要することが欠点であるが，メーカーや機種に関係なく計測が可能である．

第Ⅲ章　頸動脈エコーの実際

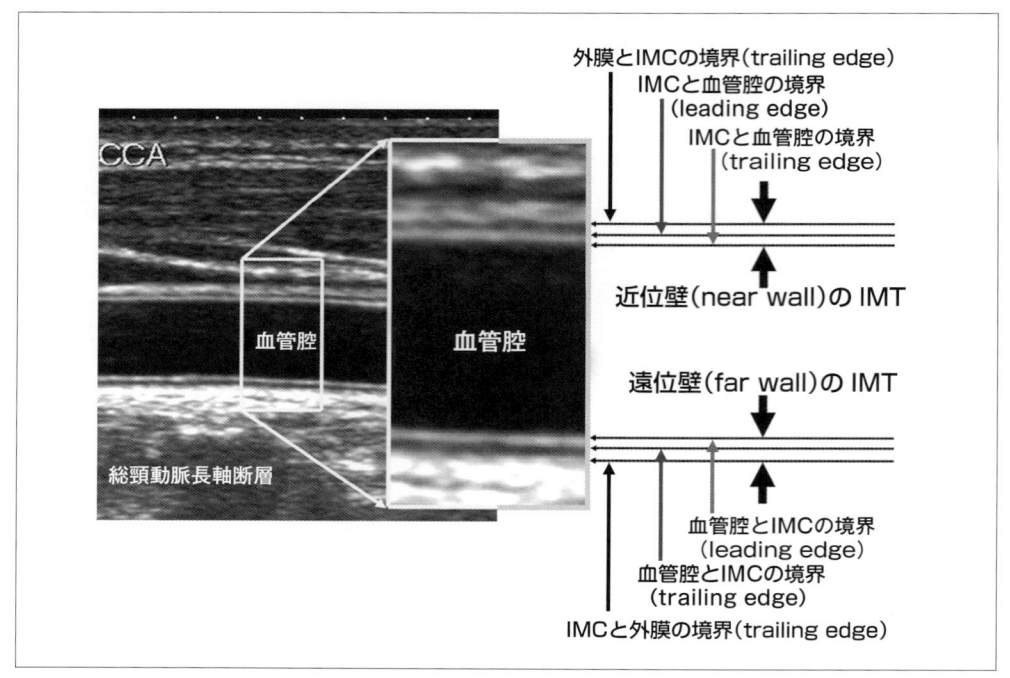

図5　近位壁および遠位壁の3層構造における境界とIMTの計測ポイント

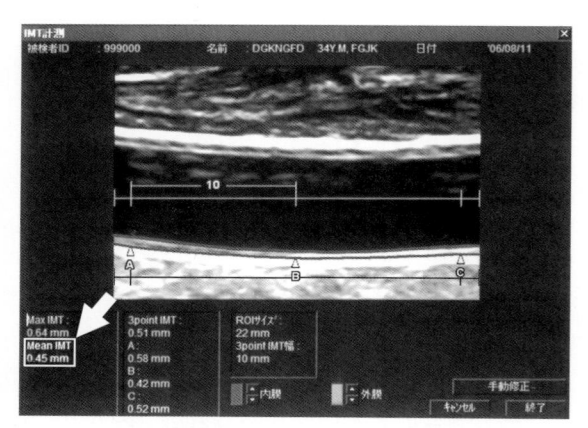

図6　自動計測機能を用いた総頸動脈遠位壁でのmean IMT（矢印）の計測

2. mean IMT 計測（3点法）の実際

早期動脈硬化研究会[1]が推奨している max IMT を基点とした3点の平均値を用いる方法を次に紹介する.

まず計測画像として, 総頸動脈における max IMT を血管長軸断面の中央部付近に描出する. 次に, max IMT とその両サイド1cmの部位の3ポイントのIMTを計測し, その合計の厚みを3で除した平均値を mean IMT とする（図7）.

ただし, max IMT の両サイドの計測ポイントが総頸動脈外（腕頭動脈や頸動脈球部）や, 描出困難な場合は, max IMT の片側1cmおよび2cmの3ポイントを用いて同様に mean IMT を求める（図8）.

mean IMT の計測領域も, max IMT と同様に遠位壁側のみで計測するか, 近位壁を含むかは問題となるが, 筆者らの施設では, 近位壁側を含めた領域とし, 近位壁側でのIMTが計測不可能な症例では遠位壁側で求め「far wall-mean IMT」と記載するようにしている.

当然であるが, この方法での mean IMT の計測は, max IMT が長軸断層像で描出される症例に限られる.

E　IMT の計測精度

1. 中心周波数の影響[2]

IMT の計測精度として距離分解能は重要で, 送信された超音波パルスの波の数と, その周波数に依存するパルス幅で決定される（図9）.

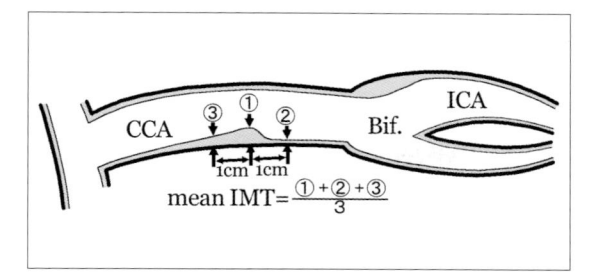

図7 総頸動脈における3点法によるmean IMTの計測方法

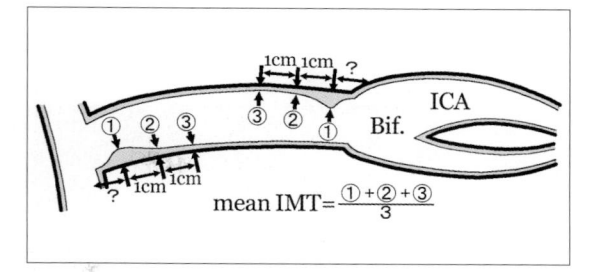

図8 max IMTの両側の計測ポイントが得られない場合のmean IMT計測方法

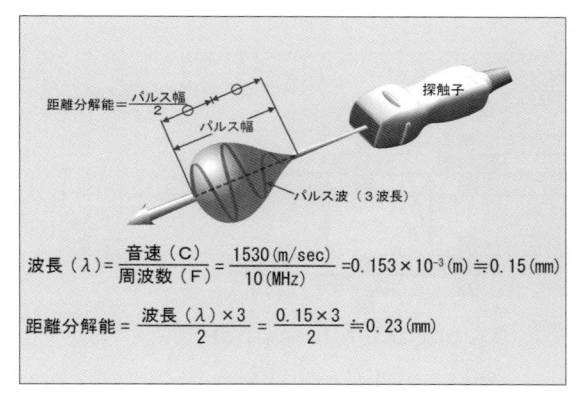

図9 発信パルスの模式図と中心周波数10 MHzにおける距離分解能の計算式

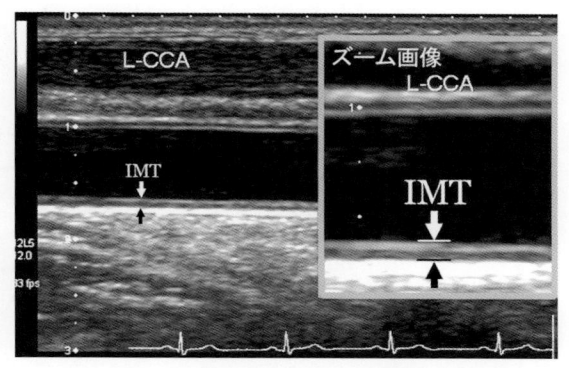

図10 ズーム機能を用いた総頸動脈遠位壁のIMT計測

生体内での音速を1530 m/secと仮定すると，パルス幅を決定する波の数が少なく，周波数が高いほど距離分解能は向上する．ただし，探触子の振動子で発生するパルス波は，現行の超音波装置では3波長程度と限界域に達している．そのため，理論的に高精度な距離分解能を得るには，送信の中心周波数を上げて波長を短くし，パルスの幅を狭くする必要がある．しかし，中心周波数を上げると，生体内での超音波信号の減衰が強く到達深度が浅くなり，結果的に，深部での反射信号は微弱な低周波数信号となり感度が低下する．

頸動脈エコーは表在血管を対象としているので，一般に高分解能を得るには，より高周波の探触子が有効である．しかし，内頸動脈の末梢側や椎骨動脈など深部を走行する血管の観察時や，頸部の皮下脂肪が厚く超音波信号の減衰が強い症例，さらに，アーチファクトが多く病変部との鑑別に苦慮する症例などでは，最適な画像が得られる中心周波数を随時選択する必要がある．

2．画像サイズの影響

一般的にIMTなどの計測は，超音波装置のモニター上で行われる．

モニターの画像表示サイズは，画像表示深度のボタンで変更できるが，モニターの解像度は固定されているので，画像表示深度の設定を誤ると，大きな計測誤差を生じる可能性がある．

一般に，病変部を検索する際の画像表示深度は，検査者の視野範囲を考慮して，モニター上の画像解像度は低下しても，ある程度は深い画像表示深度に設定し，広い視野範囲を確保して病変部を検索する．また，検出された病変部の詳細な観察や，病変部の計測画像を記録する際は，画像表示深度を浅くし，必要に応じてズーム機能などを用いて，表示画像を大きくする必要がある（図10）．

3．画質設定条件の影響[4]

ダイナミックレンジとエコーゲインは，距離分解能だけでなくエコーの性状診断に重要なコントラスト分解能にも深く関与している．

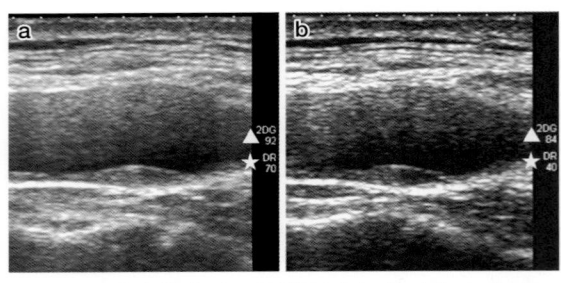

図11 病変検索時の画質設定条件（a）と病変（頸動脈球部プラーク）記録時の画質設定条件（b）

表1 早期動脈硬化研究会における総頸動脈 max IMT の基準値

年齢	max IMT
20～29 歳	≦0.7 mm
30～39 歳	≦0.8 mm
40～49 歳	≦0.9 mm
50～59 歳	≦1.0 mm
60～69 歳	≦1.1 mm
70 歳以上	≦1.2 mm

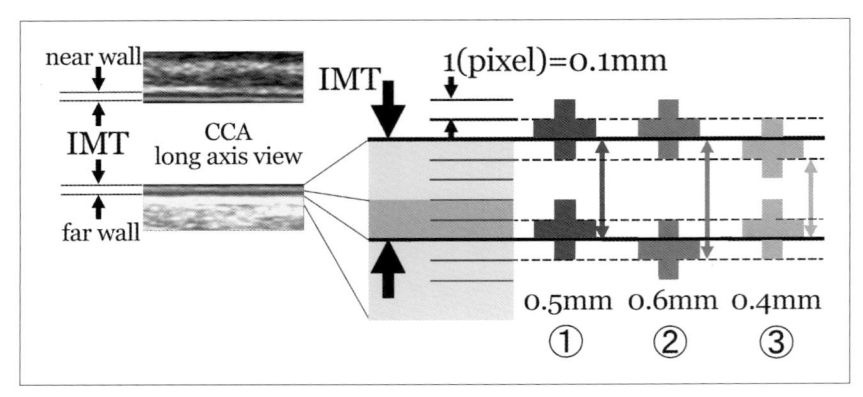

図12 キャリパーの設定による IMT の計測誤差

一般に IMC の信号強度（エコー輝度）は 40 dB 以内と考えられるが，石灰化を含む病変やスキャン中の画像条件の変化を考慮し，病変部を検索する際は 60～70 dB と広く設定し，ややオーバーゲインで観察する（図11a）．次に，検出された病変部や計測を必要とする画像を記録する際は，ダイナミックレンジを 40 dB 前後と狭く設定し，エコーゲインの調整で観察部位の信号レベルが最適な条件で記録する．その際のエコーゲインの調整ポイントは，計測部位の構造物をドロップアウトしないように注意しながら，ややアンダーゲインで記録することが望ましい（図11b）．

4．計測ポイントの影響

IMT の計測時のポイントとして，キャリパーの設定にも注意が必要である．

図12 を例にすると，IMC のシェーマ上の1ラインの間隔が1ピクセルで，その距離が 0.1 mm の場合，①の計測例では，内膜側も外膜側もキャリパー横棒の下縁が計測基準点とされ，

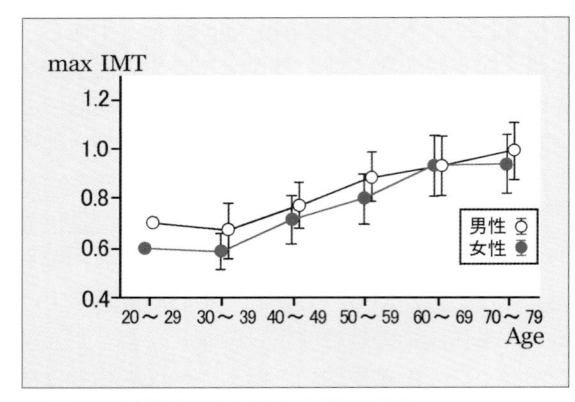

図13 健常者における性別総頸動脈 max IMT の年代分布

IMT が 0.5 mm となる．しかし，②では外膜側の計測基準点がキャリパー横棒の上縁で，また，③は内膜側の計測基準点がキャリパー横棒の上縁であるため，それぞれ IMT が 0.6 mm と 0.4 mm と計測され，ともに ±0.1 mm の計測誤差が生じる．

F IMT の評価

1. IMC 肥厚の診断

図 13 は当施設における高血圧，脂質代謝異常，糖尿病，肥満など，動脈硬化の危険因子をもたない健常者を対象としたデータで，総頸動脈における年代別 max IMT の分布を性別で示す．

症例数が少ない 20 代を除くと，max IMT の値は，加齢に伴い男女ともにほぼ直線的に上昇（10 歳で 0.1 mm 弱）し，60 代では健常者においても max IMT が 1.0 mm を超える症例を認める．また，男女差は，50 代までは男性がわずかに高値を示すが，60 代では有意な男女差がみられなくなる．

早期動脈硬化研究会[1]では，総頸動脈における max IMT の基準値を，加齢変化を考慮して，年代別に表 1 のように設定している．例えば 50 代の max IMT の基準値は 1.0 mm 以下とし，10 歳ごとの年代変化に合わせて 0.1 mm 増減し，これらの基準値を超えた場合は，IMC の肥厚（IMC thickening）と評価している．

3 頸動脈病変の評価
―プラークの分類・プラークスコア

国立循環器病センター内科 脳血管部門
長束 一行

A プラークの分類

プラークは，エコー輝度，表面性状，均一性，可動性の4項目から分類できる．

1．エコー輝度

エコー輝度からは，低輝度（hypo echoic, low echoic），等輝度（iso echoic, echogenic），高輝度（hyper echoic, calcified）の3群に分けられることが多い（図1）．それぞれの輝度の目安は，低輝度は血液に近い輝度，等輝度は周囲の筋肉や内中膜複合体，高輝度は骨を対照としている．これらの輝度分類は病理組織と対応しているとされており，低輝度は粥腫や血腫，等輝度は線維性病変，高輝度は石灰化と対応しているといわれている．そのため低輝度プラークは脆弱であるため，脳梗塞発症の危険性が高いと考えられており，それを支持する報告も多い[1,2]．一方，無症候性の頸動脈病変ではエコー輝度と脳梗塞発症率に差がないとする報告もある[1]．低輝度プラークは確かに病理所見の粥腫に合致するが，等輝度プラークはすべてが線維性病変のみで構成されているわけではなく，プラークの破綻を繰り返した結果，線維成分が増加したプラークも含まれているので等輝度であるから必ずしも安定したプラークとはいえない（図2）．

エコー輝度で一番の問題点は，客観的な評価ではないということである．検者が経験に頼り分類しているため，検者間で判定に大きな差がある．また機器の設定でエコー輝度は変化するし，機種によっても見え方は大きく異なることもある．少なくとも対象物と比較するためには輝度の定量化が不可欠である．最近では市販のコンピュータソフトを用いて gray scale median という定量値を計測する方法も普及している[3]（図3）．さらに超音波の生信号を解析し，元の信号に含まれる情報をすべて利用し，機種による差をなくす方法も試みられている．これは integrated backscatter という方法で[4]（図4），肝臓や心筋にも用いられている．しかし現時点ではいずれの方法も煩雑で，日常検査で使っていくことは困難である．将来診断装置に組み込まれ，ボタン一つで定量化できる機能が期待される．

2．表面性状

表面性状はその臨床的意義がもっとも検討されているのは潰瘍である．潰瘍の定義は深さ2mm以上という基準が多く用いられてきているが，診断機器の性能が上がり2mm以下の潰瘍も十分検出できるようになっている（図5）．潰瘍はプラークの破綻により生じるものなので，プラークが脆弱であることの証明となる．潰瘍が存在すると脳梗塞の発症率が上がるとする報告も多い[5]．

表面性状からは潰瘍と平滑の間に，不整という表現がある．血管撮影などで用いられる壁不整にあたるものであるが，臨床的意義についてはまだ報告が少なく，定義も曖昧である．

3．均一性

いろいろなエコー輝度の部分が混在する不均一なプラークは，病理組織上でも粥腫，線維成分，石灰化病変で複雑に構成されている．不均一なプラークは同じ狭窄率でも症候性の病変であることが多いとの報告もあり[6]，より脆弱なプラークと考えられている．

4．可動性

超音波検査は real time に動きがみえるという，ほかの検査にはない長所がある．これまで浮遊血栓がプラークに付着した症例が報告されている．

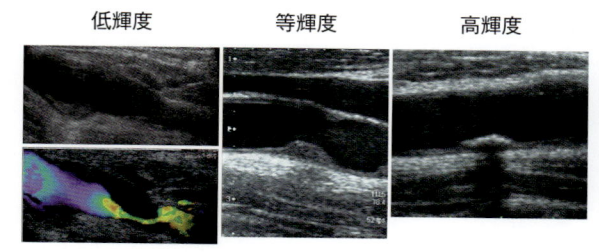

3. 頸動脈病変の評価—プラークの分類・プラークスコア

図1 プラークの輝度分類

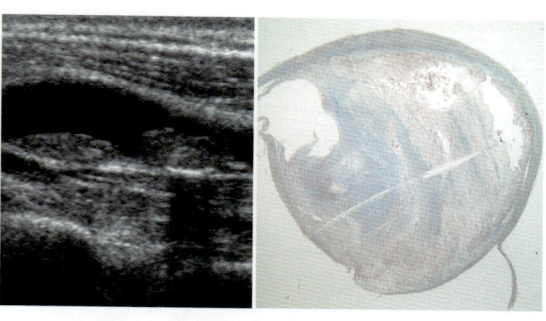

図2 等輝度プラークと病理組織
粥腫と線維性病変が交互に並び，プラーク破綻を繰り返していることが示唆される．

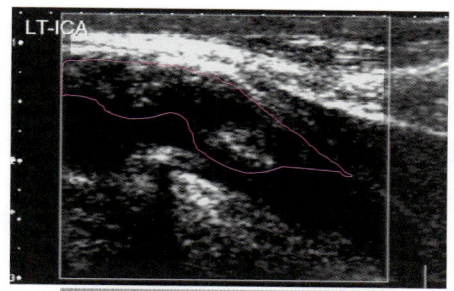

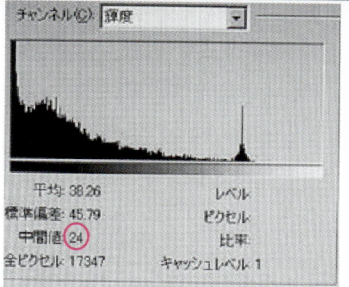

図3 gray scale median の計測

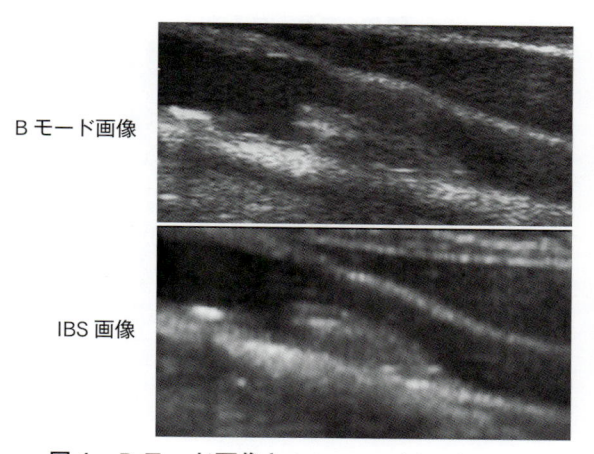

図4 Bモード画像と integrated backscatter（IBS）画像
IBS 画像は超音波の生信号から構築されており，画像として鮮明でないが，信号処理による情報の変化がない．

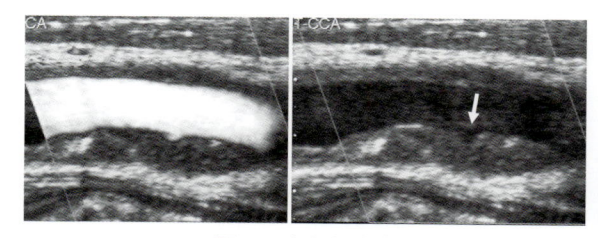

図5 小さな潰瘍
深さは 2 mm 以下であるが，確実に潰瘍と思われる所見がみられる．

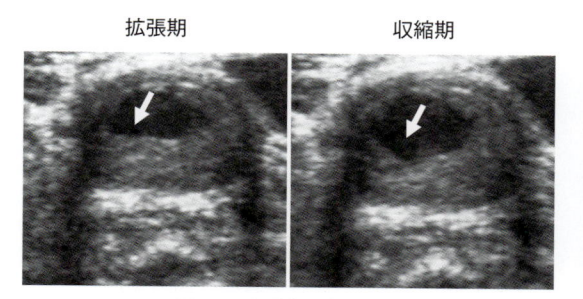

図6 可動性プラーク
プラークの一部に可動性が認められる．

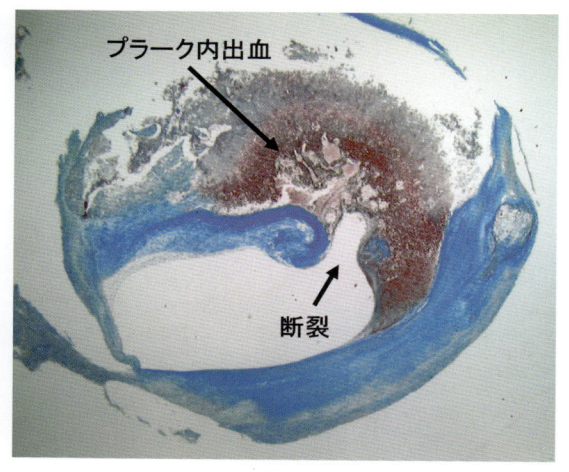

図7 図6の病理組織
プラークの破綻と新鮮なプラーク内出血を認める．

図8　プラークスコア

確かにリスクの高い重要な所見であるが，あまり頻度も高くはないため注目はされていない．最近診断機器の進歩により詳細な画像が得られるようになり，プラークの一部に可動部分が認められるものが見つかるようになった（図6）．このような可動性プラークの病理標本をみるとプラークの破綻や新鮮なプラーク内出血が高頻度でみられ（図7），特に症候性の病変では進行や再発する例が多いので注意が必要である．

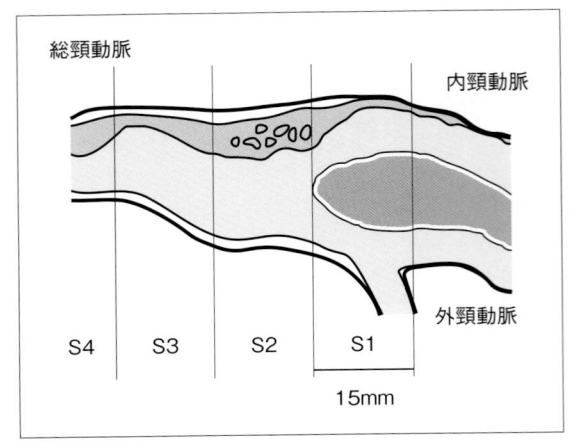

B　プラークスコア

プラークスコアは Handa ら[7]が提唱したパラメーターで，プラークの大きさと数を同時に評価できる点で優れている．プラークスコアは図8に示すように頸動脈を1.5cm間隔で4分割し，プラークの高さを左右合計したものである．進行した粥状硬化のパラメーターとして用いられている．プラークスコアが1.1～5.0を軽度動脈硬化，5.1～10.0を中等度動脈硬化，10.1以上を高度動脈硬化としている．プラークスコアが脳卒中の病型により異なること，プラークスコアが大きいと脳梗塞の発症頻度が高いこと，高感度CRPが高い群でプラークスコアの年間増加率が高いことなどが報告されている．

4 頸動脈血流速度の評価

札幌医科大学医学部 神経内科／脳神経外科　齊藤　正樹
九州医療センター脳血管センター 臨床研究部・脳血管内科　矢坂　正弘

A　血管同定のポイント

　筆者らはまず，形態観察を行った後に血流速度波形の分析を行う．すなわち，短軸像をBモードで起始部から遠位部に向かって，総頸動脈および内頸動脈，外頸動脈を走査し内膜中膜複合体厚（intima media thickness：IMT）やプラークや狭窄などの形態を評価した後に，長軸像を描出し，パルスドプラ法で血流速度測定を行う．静脈は，探触子による軽度の圧迫で容易に変形してつぶれることと，血流方向が動脈と逆であることで動脈と容易に鑑別できるが（図1a, b, c），近接するため，血流のサンプリングの際には注意する（図1d, e, f, g）．

　総頸動脈を頭部に向かって走査すると，頸動脈洞（膨大部）の先で（体表では下顎下で）内頸動脈と外頸動脈へ分岐する．健常人では膨大部はBモードではその径のふくらみから明らかとなる．通常，内頸動脈は外後方へ，外頸動脈は内前方へ走向し分枝（初めの分枝は上甲状腺動脈が多い）を出す．内頸動脈の方が頸動脈洞からのふくらみが連続し，径は太く，分枝がないことから両動脈を区別する（図2）．ピットフォールとして外頸動脈と内頸動脈の解剖学的な位置関係が前後に逆転している場合や，石灰化が強く音響陰影でブラインドが生じる場合，内頸動脈が先天的に欠損している場合がある．欠損が疑われる場合は，CTにて頭蓋底の頸動脈孔の有無を確認することが有用である．分岐部はプラークや狭窄の好発部位である．カラーモードで壁の近くに血流の欠損があれば，Bモードによる観察の際に見落とした echo lucent なプラークの存在が疑われる．再度検索し，パワードプラも併用して確認する．内頸動脈と外頸動脈の区別に迷う場合は血流速度波形を測定する．内頸動脈血流速度波形は外頸動脈のそれと比較して，拡張期血流速度が速い特徴がある．これは，頭蓋内の血管抵抗が，外頸動脈灌流血管の抵抗より低いことを反映している．収縮期のピーク血流速度と拡張期の血流速度の差が内頸動脈に比して外頸動脈のそれは大きく，血流速度波形が視覚的に尖がった山のようにみえる．実際には内頸動脈と外頸動脈の区別が一見して難しい場合があるが，これらのピットフォールは第Ⅳ章の「3．頸動脈血流評価の意義」に記述する．

Point 1　サンプルボリュームは血管径の2/3を血管内中央にとる

　パルスドプラ法ではサンプルボリュームからの血流速度のみが測定される（したがって血流速度測定を行うには）ため，サンプルボリュームを血管内に正確に設置する．狭窄や蛇行していない円筒状の血管を想定した場合，一般に血流は層流となり，中心軸にもっとも速い流れがあり，血管内膜面に近づくにつれ血流速度は放物線状に低下する速度分布をとる．サンプルボリュームを小さくとれば，速い成分のみを拾い上げ，大きく取り過ぎれば血管壁に近い遅い流れや血管の拍動，あるいは近傍の別の血管からの成分を拾ってしまう（図3，図4）．また，エコービームは各探触子によってその幅があり，目標血管以外の，近接する静脈や動脈からも信号を拾う場合もある．これらの信号が，目標とする血流波形に重層している場合は探触子を傾けるなどして消去する．なお，平均血流速度から血流量を算出するときはサンプルボリュームを血管全体を含むようにとるので留意されたい．

第Ⅲ章　頸動脈エコーの実際

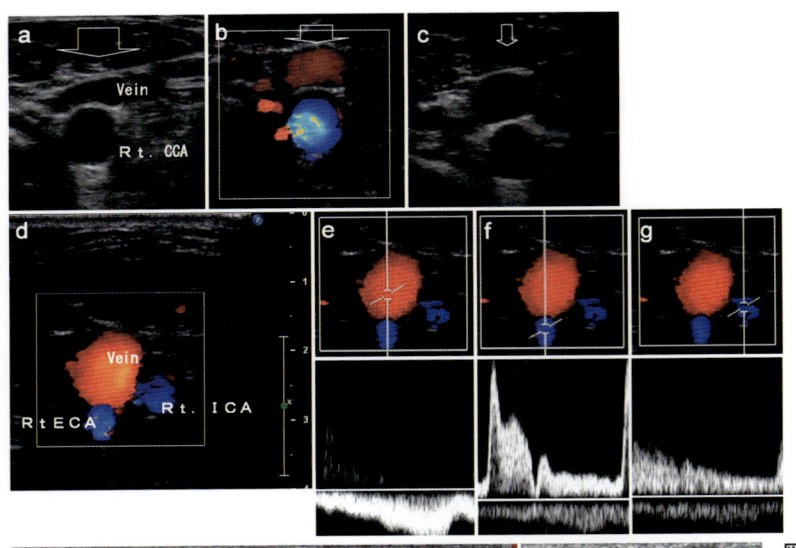

図1　血管の同定

日常検査でしばしば認める場面である．右総頸動脈短軸画像a, cはBモード，bはカラードプラ画像．本写真では探触子より遠ざかる総頸動脈は青く，近づく頸静脈（V）が赤く表示．a, cにて探触子による圧迫により頸静脈が圧排されるのがわかる．d, e, f, gはしばしば内頸動脈と外頸動脈を区別するために行う簡便な方法．真上からエコービームが入っても（e, f），近傍にエコービームを入れても（g）エコービームの厚みから静脈波形が混入している点に注意．

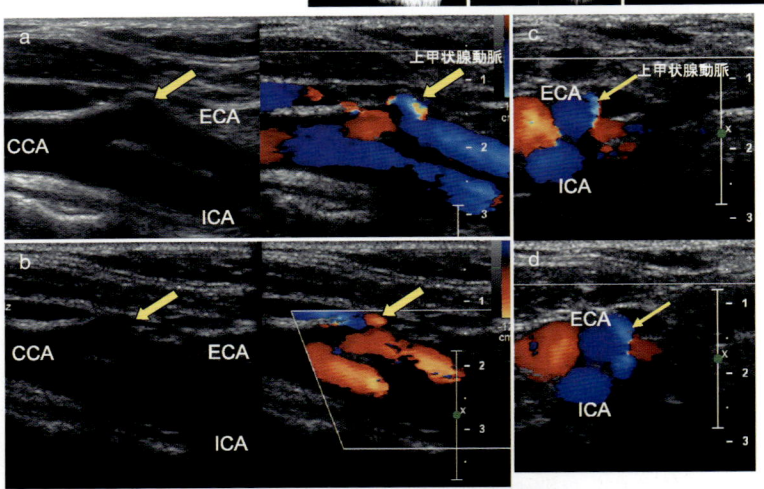

図2　右総頸動脈分岐部

a：矢印で示した上甲状腺動脈の分岐があることから外頸動脈の同定ができる．b：スラント機能で外頸・内頸動脈を赤く提示．青は伴走する静脈．c, d：これらの短軸像．外頸動脈が頸部の前方（図では画面上方），内頸動脈は後方へ走る．外頸動脈から図の上方へ分岐した上甲状腺動脈が静脈との間を走行していくのがわかる（矢印）．

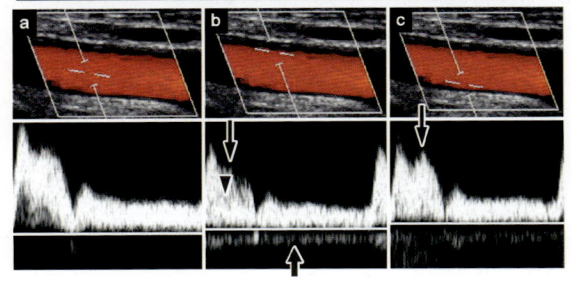

図3　右総頸動脈

画面向かって右が遠位．a：適切なサンプルボリュームの位置．b：近位血管を含めてサンプルボリュームをとった場合．血管の中心を走る速い血流成分が消失し，収縮期最大血流速（矢印）の低下がみられるほか，血管近傍の遅い速度成分が増え（矢頭），かつ，総頸動脈よりやや浅い部分を走行していた内頸静脈の血流成分（動脈と逆方向に流れるためにマイナス成分として表示：小矢印）が，このときに拾われ，重層している．c：探触子をサンプルボリュームを深くとりすぎた場合．やはり血管中心の速い速度成分が消失し収縮期最大血流速（矢印）の低下がみられるほか，基線をもとに鏡像像が見える．頸静脈との距離があり静脈成分はこの画像では検出されていない．

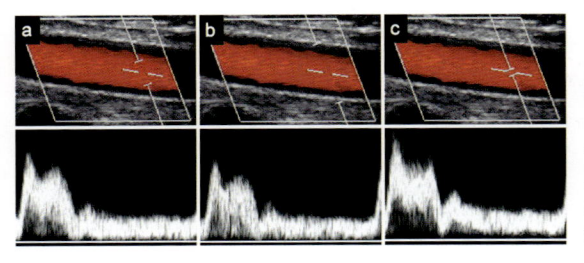

図4　右総頸動脈

画面向かって右が遠位．サンプルボリュームの大きさと血流スペクトラム．a：適切なサンプルボリューム　b：広くとりすぎた場合は遅い成分が増え，血管壁の動きも拾い不鮮明となる．c：血管中央に小さなサンプルボリュームを設置すると，速い血流成分のみを強調して検出する．

4. 頸動脈血流速度の評価

|Point 2| パルスドプラ入射角度の調節は60度未満をめざす

　流速をV, 入射角度をθ, 入射した超音波ビームをfo, ドプラ効果による入射と反射のずれをfdとすると, V＝C fd/2cosθ fo となる. 入射角度の誤差はこの式の分母に影響を与え, 血流速度の誤差はθが60度を超えたあたりから急激に増加し, 真の値より大きな値と見誤る原因となる. 実際に検査を行うと, Bモードで垂直にエコービームを血管にあてることでIMTを含めた血管の内腔の観察が可能になるが, ドプラ入射角が60度未満になる適正な角度は血管の走行によって異なっている (図5, 図6). スラント機能や時にセクタ型走査も用いて, 60度未満, できるだけ小さな角度 (θ) で測定し, 誤差の少ない安定した値を目指す必要がある.

B　ゲインの調整

　適切な血流速度波形を得るために, 血流スペクトラムのゲイン調節を行う. ゲインが強すぎると, 血流速度を過大評価し, 弱すぎると過小評価してしまう (図7). またゲインが強いと血流スペクトラムから層流の有無を判別できない. なお, ゲインを大きく上げないとパルスドプラ波形を拾えない場合は, Bモードに戻ってもう一度サンプリ

図5
a：Bモードで血管壁がきれいに描出 (エコービームが血管壁に垂直にあたっているため).
b：しかし, そのままパルスドプラにしてもスラント機能だけではθは60度未満にならない.
c：探触子を皮膚に軽く押しあてて, 角度をつけ (サンプルボリュームも直して) 適正な測定ができる.

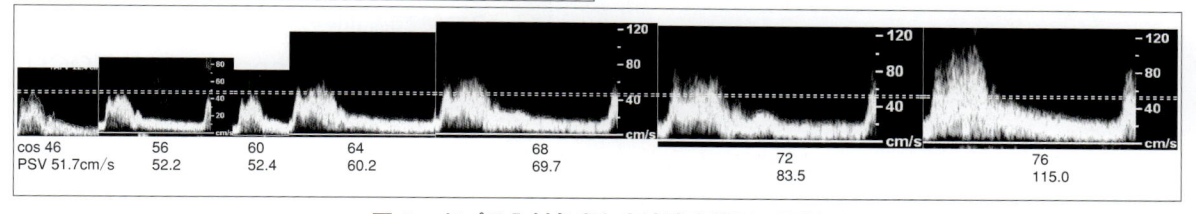

図6　ドプラ入射角度と血流速度波形の関係
　ドプラ入射角度を4度ずつ順に変えて総頸動脈の速度を測定した. 角度が60度以下では安定した波形を呈し, ピーク血流速度も近似する. また血流速度波形は輝度の高い速い成分が多く, 遅い成分が少ない (輝度が低い) 分布を示し, 層流であることが確認できる. しかし, 60度を切ると測定速度が減じ, 遅い血流速度成分が増加して血流速度分布が広がったようにみえ, 層流と乱流の鑑別が困難となる. また, 60度を超えるとcosθは0に近づくため, V＝C fd/2 cosθ foより, 真の流速を大きく上回る速度が得られてしまう.

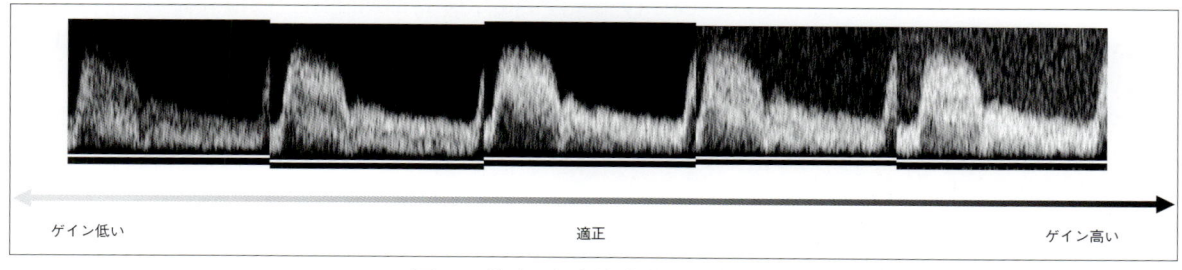

図7　ゲインと血流速度波形の関係
　ゲインが弱いと血流速度を過小評価し, ゲインが強いと血流速度を過大評価し, 層流と乱流の区別が困難となる.

ングがうまくいっているか画面を確かめることも重要である．

C パルスドプラ法による血流速度測定

総頸動脈分岐部では動脈が膨らみ，分岐直後の内頸動脈と外頸動脈は頭側へいくにしたがって径を徐々に減じて一定となる．もやもや病や大動脈炎症候群，大動脈解離など，特徴的な総頸動脈から内頸動脈への形態変化に注意する．内頸動脈起始部は後方へ軽度ふくらみをもってカーブを描くことが多く，時にBモードで形態を観察できてもカラードプラが乗りにくくなる．この場合，アプローチの仕方を変えて胸鎖乳突筋の後ろから探触子をあてるか，発信周波数の低いセクタ型に変えて観察する．観察が下顎で制限されるときも同様である．マイクロコンベックス型探触子では皮膚との接触面が少なくても観察しやすく，ドプラ入射角度の補正が簡便になるメリットもある[1]（図8, 図9, 図10, 図11）．

径が変化する場所や彎曲する場所ではドプラ入射角が不正確になるばかりか，乱流の存在や流れの分布が不均衡になり，正確な血流速度測定を行うことが難しいので，径の変化する分岐部を，中枢側や末梢側へ1～2cm程度避けた安定した場所にサンプルボリュームを設定して，血流速度測定を行う．

D 波形の解析

血流速度波形の解析では，血流速度の指標として，収縮期ピーク血流速度，平均血流速度，および拡張末期血流速度に注目する（図12）．平均血流速度には time averaged maximum velocity（TAMV）と time averaged mean velocity（TAV）がある．TAMVは，1回の心拍の血流信号をスペクトラム表示した際に辺縁（最高流速）をトレースして，心拍の周期で割って得られるもので，血管内のもっとも速い血流速の時間平均値を表している．一方，TAVは，1回の心拍の平均血流速度をトレースして一心拍の時間で割って求められる平均流速であり，血管内におけ

る赤血球の速度分布を加味して時間平均速度を求めるものである．血流速度表示のスペクトラム表示で輝度の高い部分はその速度を示す赤血球が多く，輝度の低い部分は，その速度を示す赤血球が少ないことを意味する．血管を狭窄や蛇行のない同心円状の円筒に例えた場合，Poiseulle血流を仮想すると，層流では，TAVはTAMVの1/2となる．単に平均血流速度という場合には，通常，TAMVを指すことが多い．収縮期ピーク血流速度と拡張末期血流速度の差を平均血流速度で除した値は pulsatility index（PI）と呼ばれ，末梢血管抵抗と相関する．解剖学的に正常で末梢に狭窄や閉塞がなければ，内頸動脈は拡張期血流が多く，収縮期との差が小さくPI値は外頸動脈のPI値よりも小さい．また，左右の総頸動脈血流速度はほぼ等しいので，拡張期血流の左右差があった場合，低い側の遠位の狭窄性病変を疑う．期外収縮時や心房細動があるとサンプリングごとに血流波形が異なり，安定した値を得ることが難しいので，複数回測定して平均を計る．周期の近い収縮時同士の測定を左右で比べるなど工夫して，誤って左右差があると判定しないように努める．

E 経口腔頸部血管超音波検査法（transoral carotid ultrasonography：TOCU）

日本人の内頸動脈分岐部は高位の例が比較的多いとされ，石灰化を伴い同部位以遠の観察が困難な場合があり，臨床上しばしば問題となる．筆者らは頭蓋外内頸動脈遠位側を観察する方法として，経口腔頸部血管超音波検査法を考案した[2]．現在，機器の改良に伴い，工夫して内方に探触子を振ると椎骨動脈も観察できるようになっている．通常のDuplex頸部血管超音波検査装置に，TOCU専用の探触子を装着して検査を行う．TOCU用の探触子は，経直腸用探触子として開発された探触子をTOCU専用に設定して用いる．探触子の先端にエコーゼリーを塗り，口腔内挿入部分を探触子専用の清潔なゴムで覆う（図13）．

患者を仰臥位もしくは坐位とし，扁桃後方の咽頭壁へ探触子の先端を置く．内頸動脈は咽頭後側壁下を走行するので，対側口角から口腔内を横断

4. 頸動脈血流速度の評価

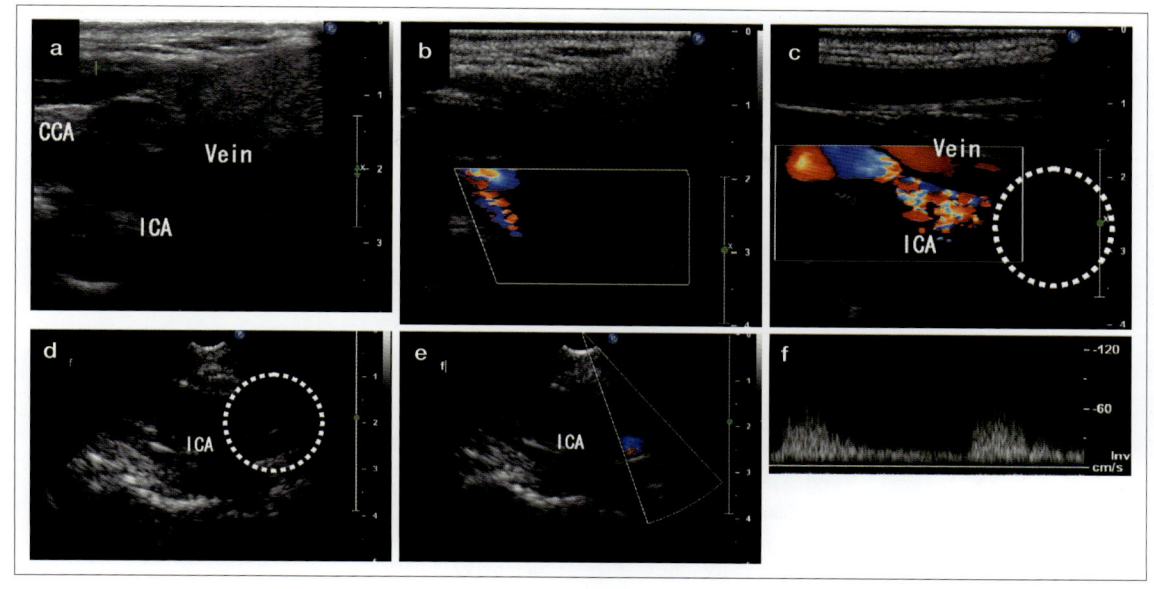

図8 リニア型の探触子の限界
a：リニア型の探触子で遠位内頸動脈の血流が測定できない．b, c：近位のICAの高度狭窄にてみられた乱流．点線丸で囲んだ領域のパルスドプラは測定できない．また，角度補正しても60度以内にできない．d：セクタ型に変更して観察する．点線丸はcと同部位．e：カラードプラ．f：検出できた速度波形．

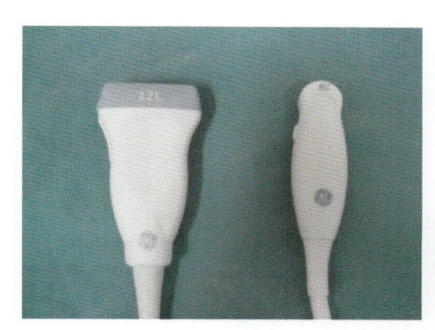

図9 リニア型探触子（左）とマイクロコンベックス型探触子（右）

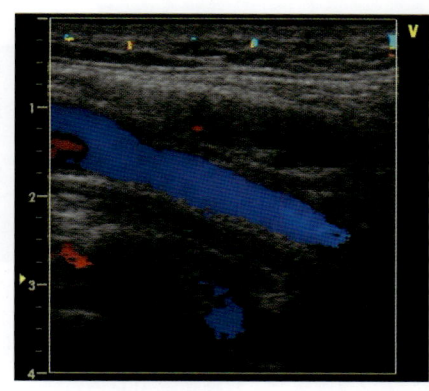

図10 健常人の右CCA-ICA（リニア型探触子）
膨大部（左）から内頸動脈（右）を示す．

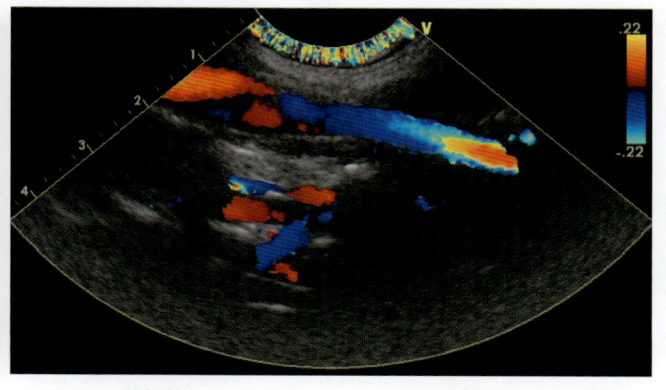

図11 同部位のマイクロコンベックス型探触子での観察
リニア型に比べてより遠位の観察が可能である．

第Ⅲ章　頸動脈エコーの実際

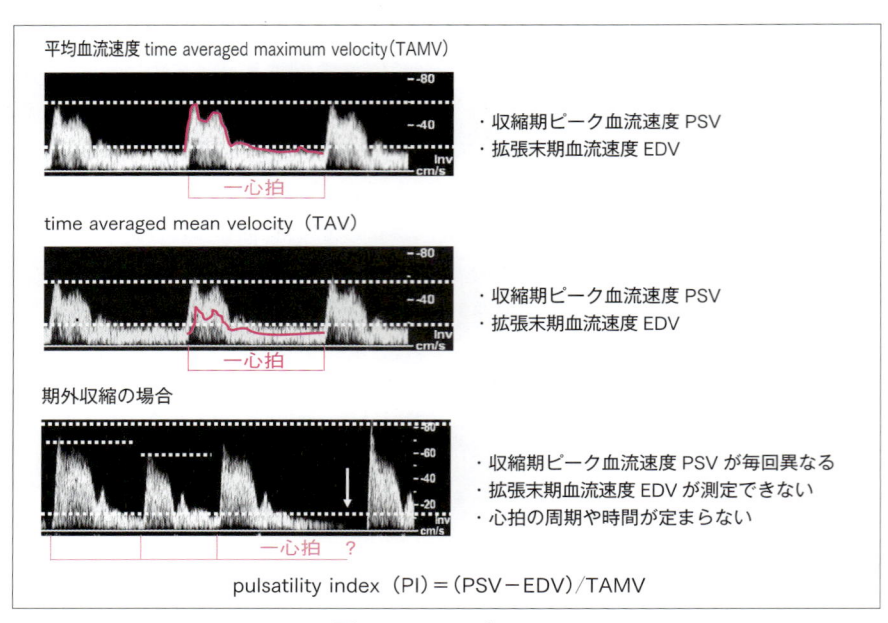

図12　TAMVとTAV
TAMVとTAVの違い．TAMVは最大血流，TAVは平均血流をトレースする．PSVはpeak systolic velocity．EDVはend-diastolic velocity．期外収縮では収縮ごとに収縮期ピーク血流速度が異なり，一心拍の周期，時間が毎回異なり，一定ではない．拡張末期の記録が難しい場合がある．誤った左右差の原因となる．

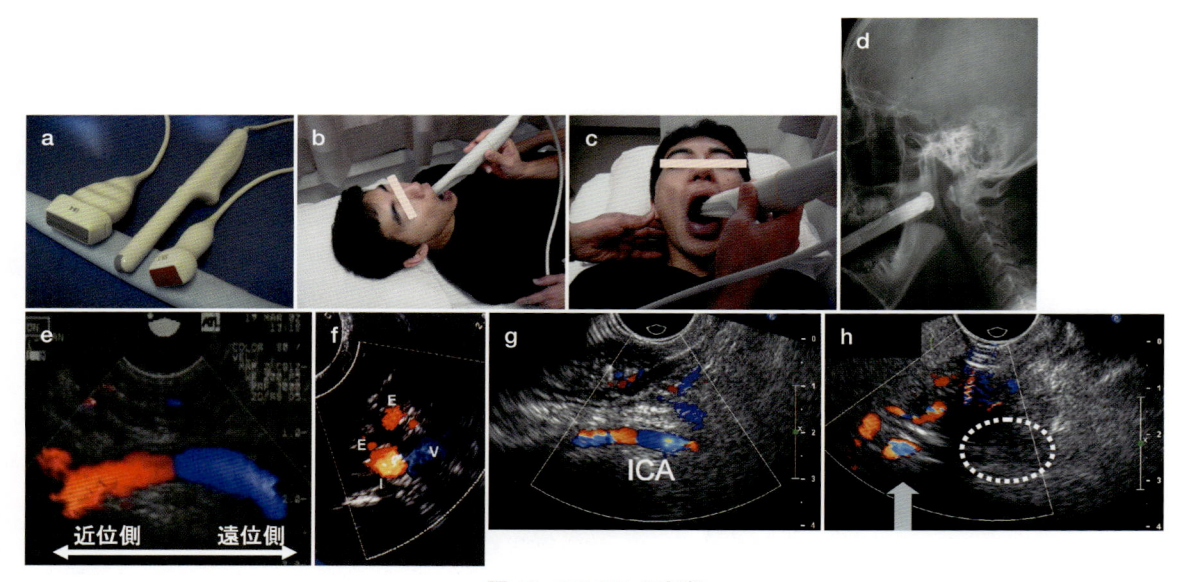

図13　TOCUの実際
a：中央はTOCU探触子．b，c：探触子を口内へ挿入した様子．対側から口腔を横断するように入れる．d：探触子を挿入した状態での頭蓋側面単純写真．e：内頸動脈遠位部の長軸カラードプラ画像．f：短軸画像（Iは内頸動脈，Eは外頸動脈，Vは頸静脈）．g，h：右ICA閉塞例．gでは左ICAが描出．hで右ICAが点線丸内に描出されず，ECAが描出される（矢印）．

するように探触子を挿入すると内頸動脈を描出しやすく，咽頭反射も少ない．

可視範囲は環椎から軸椎の高さである．探触子はコンベックス型で上方は側頭骨頸動脈管への入口部付近まで確認できるが，下方に探触子を振っても，頸動脈分岐部まで描出されることは稀である．内頸動脈の同定は血流方向，血管の分岐がないことから容易である．内頸動脈描出後，探触子を外側へ向けると頸静脈や外頸動脈が現れる．健常人5名の検討によれば，内頸動脈は，深度が 2.2 ± 0.6 cm で，前方に軽度の孤を描きながら約 3.0 cm の長さで描出される．その径は 4.7 ± 0.2 mm で，平均血流速度は 50 ± 7 cm/sec である．TOCU は，内頸動脈解離の評価や内頸動脈の閉塞と pseudo occlusion の鑑別にその威力を発揮する．

5 頸動脈病変の評価
—stiffness parameter β

大阪市立大学大学院医学研究科 代謝内分泌病態内科学　絵本　正憲
同　小山　英則
同　西沢　良記

A 動脈硬化を血管弾性機能から診る

　動脈硬化には，血管の病理学的変化であるプラーク病変や血管壁肥厚の形態的変化と血管壁の硬化度や弾性である機能的変化の二つの側面がある．超音波診断装置を用いることにより，頸動脈や大腿動脈などの体表動脈において，動脈硬化の両側面を高精度に定量評価できる．筆者らは，糖尿病センターにおける動脈硬化外来において，動脈硬化の早期診断と心血管イベントの代替エンドポイントとしての治療モニタリングなどを目的として，超音波診断装置による頸動脈，大腿動脈の形態的変化—内膜中膜複合体厚（intima media thickness：IMT）やプラーク病変—に加えて，硬化性変化である stiffness parameter β を評価診断し，日常診療に実践応用している．

B stiffness parameter β と血管弾性機能の指標

　血管の硬さ（弾性）を表す血管弾性機能の指標として，以下のように，伸展性（distensibility），コンプライアンス（arterial compliance：AC），圧力歪み弾性係数（elastic modulus peterson：Ep），および stiffness parameter β がある．伸展性（distensibility）は，血圧変化に対する相対的な血管径変化，コンプライアンス（AC）は血圧変化による絶対的容積量変化，圧力歪み弾性係数は Ep，伸展性（distensibility）の逆数，すなわち理論上 100％ 血管壁を伸展させるのに必要な血圧である．

- distensibility；伸展性 $= \Delta D/\Delta P \cdot D$ （/mmHg）
- compliance；コンプライアンス $= \Delta D/\Delta P$ （cm^3/mmHg）
- elastic modulus, Ep (Peterson) $= \Delta P \cdot D/\Delta D$ （mmHg）
- stiffness parameter $\beta = \ln(Ps/Pd)/[Ds-Dd/Dd]$
（ΔD：血管径変化，ΔP：血圧変化，ln：自然対数　Ps：収縮期血圧，Pd：拡張期血圧，Ds：最大血管径，Dd：最小血管径）

　stiffness parameter β は，これらの指標のなかでも，心拍動に伴う血管径の変化と測定時の血圧から算出される．定義式よりも明らかなように，相対的な血管径変化に必要な血圧比（Log 変換）の比を示し，伸展性の逆数でもあり，高い数値ほど血管壁の硬化を意味している．UNITLESS（単位なし）で示され，血圧補正されていることにより，検査時の血圧変動の影響が小さく[1]，血管特性としての弾性をよく反映していると考えられる．動脈硬化に対する降圧薬治療時のモニタリングや長期のフォローアップ時には有用である．

　最近，臨床応用されているエコートラッキングシステムによる超音波診断装置（ALOKA Co. Ltd. ProSound α10）（図1）では，これらの血管弾性機能指数が 1 回のスキャンで Ep, AC, stiffness parameter β の評価が可能である．本装置は，従来の超音波装置に比較して，①独自のエコートラッキングシステムにより B モード画像で自動的かつ心拍変動に同期した血管径変化を追跡できること，② 10 MHz のリニア型探触子を用いた場合，RF 信号を用いて 0.01 mm の精度の血管径計測ができること，③サンプリングされた血管径変化波形から集約平均化された波形解

5. 頸動脈病変の評価—stiffness parameter β

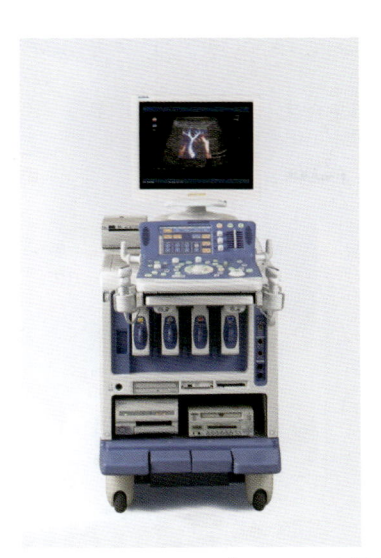

図1 エコートラッキングシステムを搭載し stiffness parameter β 測定可能な超音波診断装置 ProSound α10
（ALOKA 社のご好意による）

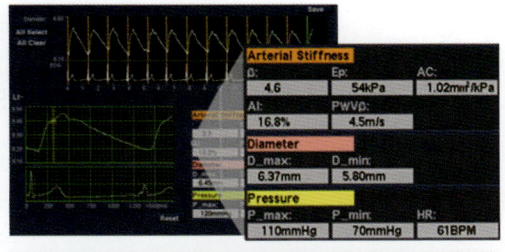

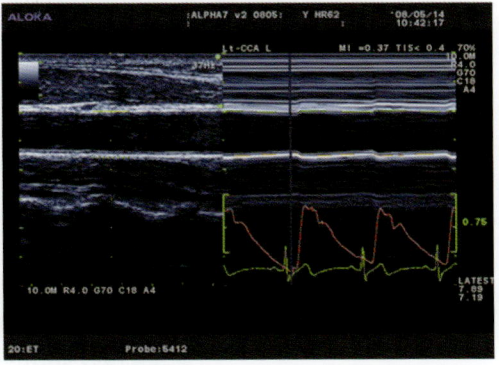

図2 stiffness parameter β の測定の実際のエコー画面
（ALOKA ProSound α10 の画面，ALOKA 社のご好意による）

析が行われること，などより，より高精度に血管弾性機能が評価可能となっている．**図2**に実際のエコー画面を示す．

C stiffness parameter β 検査の実際

頸動脈において，IMT やプラーク病変とともに，stiffness parameter β を評価する手順を示す．

① 安静仰臥位にて，上肢血圧測定した後，頸部を軽く伸展し，スキャンする頸動脈の反対側へ頸部を軽く傾斜させる（顎を軽く上方に上げ，検査側と反対側へ少し傾斜させる感じがよい）．

② 高周波リニア型探触子で観察可能な頸動脈に対して，できるだけ血管を圧迫しないように探触子を軽くあてる．静脈拍動をできるだけ避ける．

③ 総頸動脈，球部，分岐部，外頸・内頸動脈において観察可能な範囲を長軸，短軸でスキャンし，プラーク病変，狭窄病変有無をチェックする．

④ 総頸動脈では分岐部から中枢側へ 1〜2 cm 付近で，IMT の最大部および 3 箇所の平均値を計測する．

⑤ 長軸像にて，血管とトラッキングカーソルが直角に交差するように設定する．トラッキングゲートを内膜中膜と外膜の境界部分に設定し，心拍による血管径変化を追跡保存する．検査者は，トラッキングしている際に，探触子が動かないようにしっかり固定することと強くあてすぎないようにすることが大切である．

⑥ 上肢血圧値入力し，アンサンブル平均された血管径変化波形より精度の高い動脈壁硬化（弾性）パラメータが自動算出される．

D stiffness parameter β の臨床的意義

筆者らの施設において，非糖尿病者 439 名（高血圧 84 名，脂質異常症 256 名含む）および 2 型糖尿病 1,528 名（冠動脈疾患合併 148 名含む）の総頸動脈における stiffness parameter β を測定した結果を年代別に**図3**に示す[2]．健常者の平均は 10.5±4.2 で，健常者 +1 SD 値は 14.7 であった．stiffness parameter β は，いずれも各年代とともに有意に上昇し，加齢とともに動脈硬化性変化が進んでいる．また，明らかに 2 型糖尿病患者においても同年代の非糖尿病者よりも高値を示し，各年代の平均値を比較すると，2 型糖尿病では 10

53

第Ⅲ章 頸動脈エコーの実際

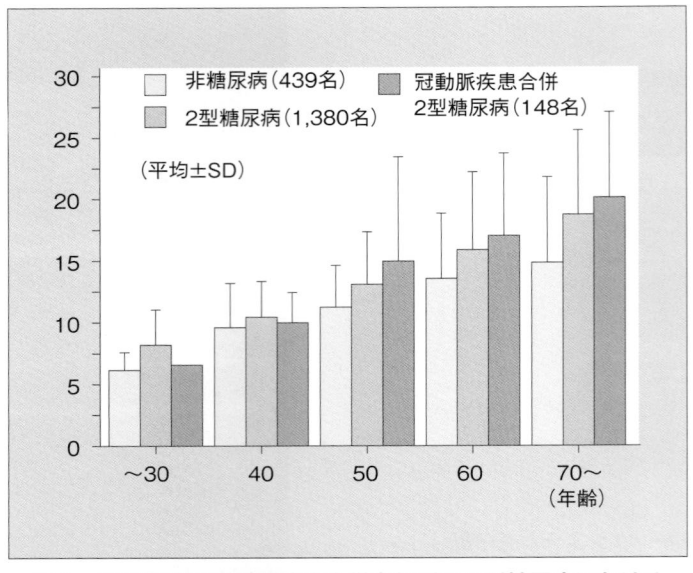

図3 非糖尿病と冠動脈疾患合併有無別の2型糖尿病における総頸動脈の stiffness parameter β
(Lee E, Emoto M, Teramura M, et al. J Atheroscler Thromb 16：33-39, 2009[2]) より一部改変)

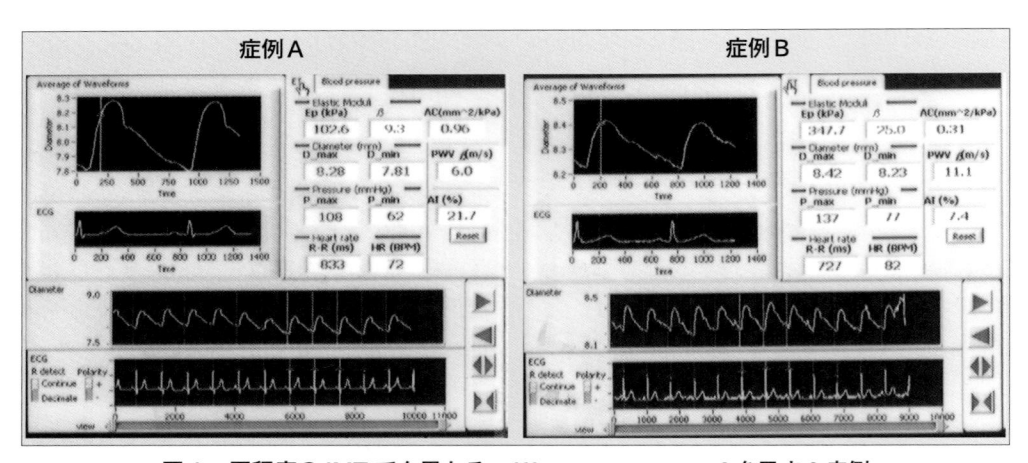

図4 同程度の IMT でも異なる stiffness parameter β を示す2症例
症例A：67歳，男性，2型糖尿病（10年）
IMT 0.55 mm, stiffness parameter β 9.3
症例B：68歳，男性，2型糖尿病（10年）
IMT 0.63 mm, stiffness parameter β 25.0
（ALOKA ProSound Ⅱ, SSD6500 の画面より）

歳高い年代の健常者と同程度である．また，同年代の2型糖尿病においても，冠動脈疾患合併例ではさらに高値を示している[2])．

同時に測定した同部位での IMT と stiffness parameter β は，おおむね平行して進展しているが，症例によっては，IMT と stiffness parameter β の一方のみが悪化している場合がある．**図4** に，2型糖尿病歴10年の67歳男性・症例 A と，68歳男性・症例 B の頸動脈の stiffness parameter β を示す．IMT は，症例 A では 0.55 mm，症例 B では 0.63 mm とほとんど同じ動脈壁肥厚の程度であったが，stiffness parameter β は，症

5. 頸動脈病変の評価—stiffness parameter β

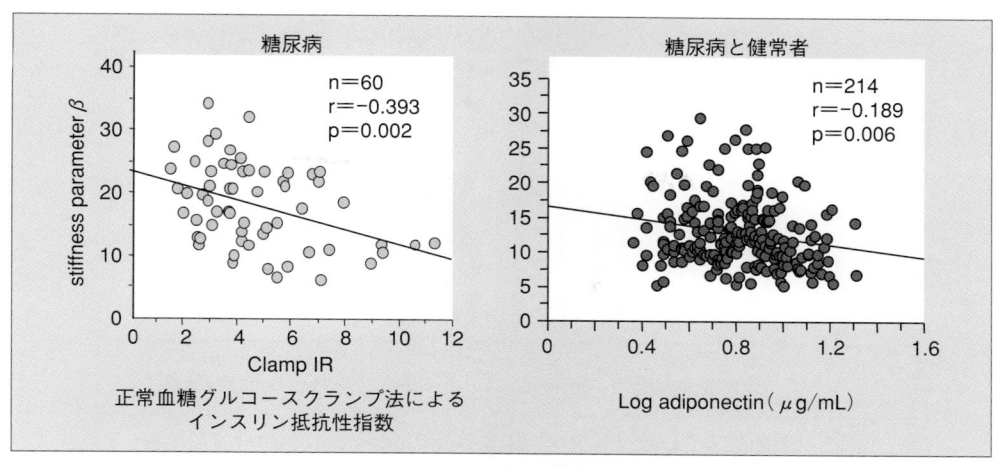

図5 stiffness parameter β とインスリン抵抗性およびアディポネクチンの相関
(Emoto M, et al. Diabetes Care 21：1178-1182, 1998[4]／Araki T, et al. Metabolism 55：587-592, 2006[5]より一部改変)

例Aでは9.3であるのに対して、症例Bでは25.0と明らかに同年代と比較して高値を示し、動脈壁の硬化を示している。このように同程度の動脈壁肥厚を呈する頸動脈においても、壁硬化（弾性機能）は異なる症例がみられる。

IMTやstiffness parameter βで表現される動脈硬化性変化は、糖尿病の諸病態とどのような関連を示しているだろうか。冠動脈疾患では冠動脈病変の重症度とともにstiffness parameter βも高値を示す[1]。超音波法による種々の血管弾性指数を多数例において検証した初めてのコホート研究は、Atherosclerotic Risk in Communities (ARIC) studyである[3]。この研究において、stiffness parameter βは空腹時インスリン濃度ともに高値を示している。筆者らは、メタボリックシンドロームや2型糖尿病におけるインスリン抵抗性を人工膵臓によるグルコースクランプ法で厳密に評価した結果、インスリン抵抗性が強いほど、stiffness parameter βが増悪進展していること[4]や、インスリン抵抗性改善作用や抗動脈硬化作用を示すアディポネクチンと負の相関を示すこと[5]（図5）を報告している。これらの病態と密接に関連するメタボリックシンドロームにおいても、その診断構成因子である肥満、高血圧、脂質異常症、高血糖の保有因子数が多いほど、stiffness parameterも高値を示している[6]。また、潜在的な下肢末梢組織の循環動態は、大腿動脈のIMTよりもstiffness parameter βの方がより強く影響していること[7]も見出している。

また、動脈硬化に対する治療はstiffness parameter βを改善しうるであろうか。糖尿病患者に積極的な有酸素運動療法によりインスリン抵抗性を改善させると、その改善度に比例してstiffness parameter βも改善を認めた[8]。インスリン抵抗性改善薬であるピオグリタゾン投与により、血中アディポネクチンの増加とともにstiffness parameter βの改善を認めている[9]（図6）。

心血管イベントとしての代替指標として、これらの治療や病態のマーカとしての意義に加えて、将来の心血管イベントを予測できるか否かは日常診療において重要な点である。実際、頸動脈のIMTについては、縦断研究により冠動脈疾患や脳卒中の予測因子として報告されている。stiffness parameter βについては、これまでのところ縦断研究による予測因子の報告はほとんどない。筆者らは、前記の1,967例において同時に頸動脈のIMTおよびstiffness parameter βを同時測定し、冠動脈疾患合併との関連性を検証した[2]。年齢、性、血圧、糖尿病にて補正した解析では、IMT 1.3mm以上単独群ではそれ未満群に比べて冠動脈疾患合併のオッズ比は2.21倍、stiffness parameter β 20以上単独群では同様に1.55

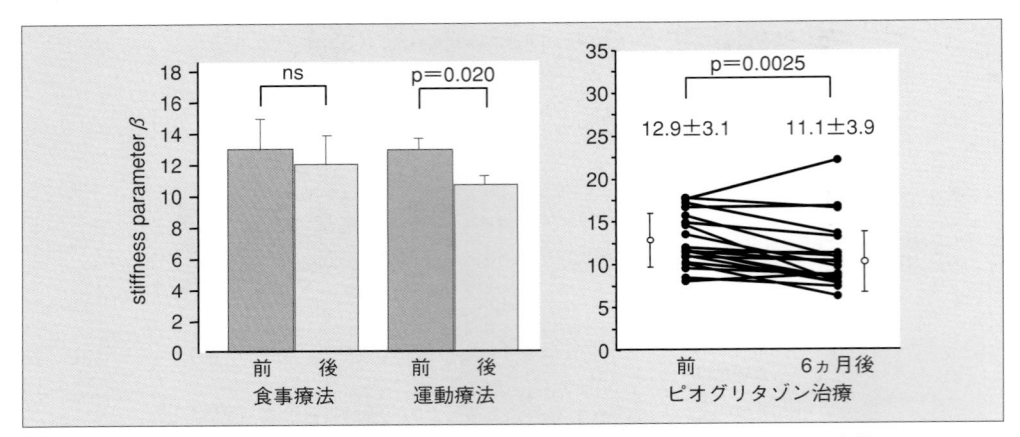

図6 運動療法やピオグリタゾンによる stiffness parameter β の改善
(Yokoyama H, et al. Diabetes Res Clin Pract 65：85-93, 2004[8]／Araki T, et al. Metabolism 55：996-1001, 2006[9]より一部改変）

倍，IMT 1.3 mm 以上かつ stiffness parameter β 20 以上の両者高値群では 3.12 倍を示した．このことより，IMT と stiffness parameter β を両者評価することにより，冠動脈疾患とより強く予測しうることが示唆され，今後のさらなる縦断的研究成果が望まれる．

まとめ

頸動脈硬化症の早期診断の指標として，超音波法による stiffness parameter β は，IMT やプラーク病変と比較すると，その認知度は現時点ではそれほど高くない．しかしながら，stiffness parameter β は，動脈硬化を惹起する種々の病態と関連することや抗動脈硬化治療に対する代替指標として臨床的にも検出可能であることが示されつつある．さらに，IMT やプラーク病変の形態的変化と同時測定できるうえに，高精度に反復定量できることより，今後，心血管イベントとしての代替指標，イベント非発症時の動脈硬化病変の治療モニタリングの指標としての重要性が期待される．

6 椎骨動脈の描出と評価

医療法人明和病院 臨床検査部
脇　英彦

　脳へいく血管は，主に脳の前方に血液を供給する左右の内頸動脈と，脳の後方に血液を供給する左右の椎骨動脈があり，それぞれ左右2本ずつ合計4本である．両側の椎骨動脈は両側の鎖骨下動脈から出て，大孔を通って頭蓋腔へ入り，延髄の上縁で左右が合流し，1本の脳底動脈となる[1]．脳は毎分約900 mLが必要であり，内頸動脈に左右40％ずつ，80％が供給され，残り20％を左右椎骨動脈が2：1（左＞右）の割合で脳に供給されている．

　椎骨動脈は後下小脳動脈を出し，小脳に給血している．また，脳底動脈からは前下小脳動脈を出し，小脳の下面ならびに延髄と橋の外側部に供血している（図1）．

　左右の椎骨動脈は合流し1本の脳底動脈となるため，動脈硬化症などで鎖骨下動脈が閉塞すると，健側の椎骨動脈内の血流が脳底動脈を介して患側の椎骨動脈の方に逆流して，患側上肢への側副循環路（collateral pathway）になり得る．その結果，脳底動脈の血流が減少し，患側の上肢を動かすとめまいや失神発作などの症状を起こすことがある．これを鎖骨下動脈スチール症候群（subcalvian steal syndrome，椎骨動脈逆流症候群）という[2]．椎骨動脈エコーでは，椎骨動脈の血流速波形と血流速方向が容易に観察できるため，本症の診断に有用である．

A　検査の手順と測定アプローチ

1．超音波診断装置の選択と設定

◆ 椎骨動脈の検査は，一般に使用されている汎用型超音波診断装置でよい．
◆ 超音波探触子は4～13MHのリニア型とマイクロコンベックスの併用が望ましい．
◆ フォーカスは血管内腔に設定する（椎骨動脈は比較的探触子からの距離が遠く，総頸動脈，内頸動脈検査時に設定したフォーカスで検査をすると明瞭な超音波画像が得られない）．

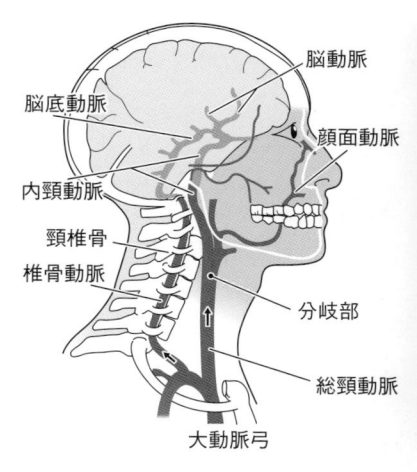

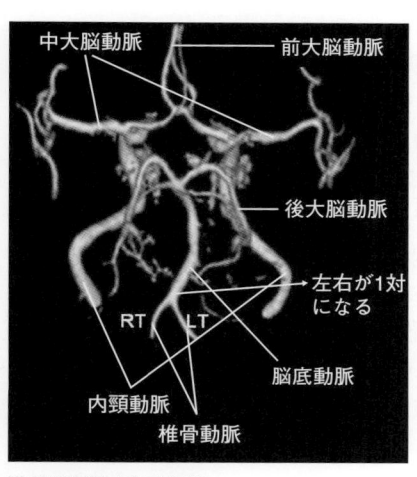

図1　正面からみた椎骨動脈と周囲血管

第Ⅲ章　頸動脈エコーの実際

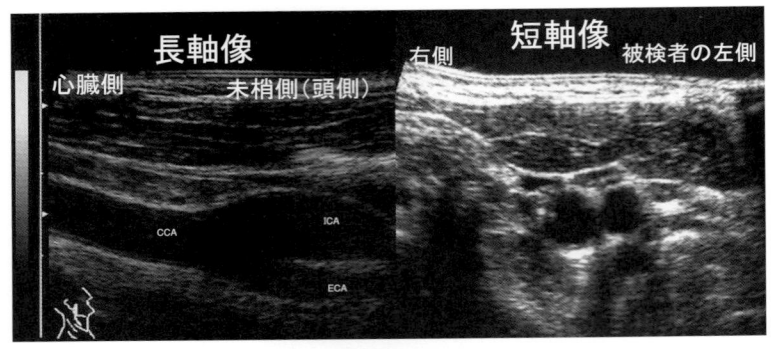

図2　画面の表示方法

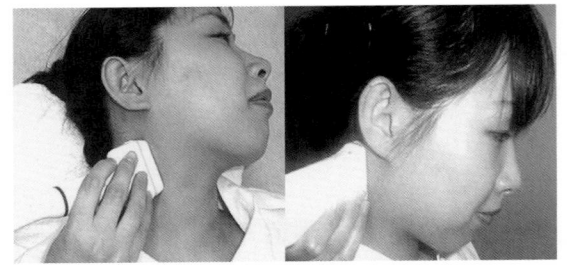

図3　椎骨動脈検査時の体位

◆ パルスドプラのサンプリングボリュームは，血管内腔全体が捉えられる大きさに設定する．

2．画面の表示方法

◆ 表示法に関しては，現在左右の画面のどちらに表示するという明確なルールはない．
◆ 日本超音波学会では，長軸断面において心臓側を画面の左に，末梢（頭側）を画面の右に表示する．短軸断面では，被検者の右を画面左に表示，被検者の左を右に表示する（図2）．

3．検査時の被検者体位

◆ 検査の体位は仰臥位を基本とする．描出範囲を得るには，顎を前方に突き出し，対側に頭部を傾ける．頭部の傾斜は30～45度で，必要以上の傾斜は血管走行や，血流状態に影響が出る場合があり注意が必要である．
◆ 坐位における椎骨動脈アプローチは，探触子を胸鎖乳突筋の背側に置き，頸椎に向け側面より検査を行う．椎骨動脈は頸椎に近く，仰臥位に比較し坐位の方が描出は容易な場合がある（図3）．

Point　椎骨動脈は深部に存在し，かつ頸椎横突起による音響陰影のため全容の描出は困難である．

このような場合には，カラードプラ法にて探す手法が有用である．また，椎骨動脈に併走する椎骨静脈との鑑別にもドプラ法は有用である[3]．

見落としやすい部位　リニア型探触子では，鎖骨が邪魔となり椎骨動脈起始部の描出は困難である．また，同部位は椎骨動脈狭窄の好発部位でもあり見落とせない部位でもある．そこで，マイクロコンベックスを用いた描出が有用となる．最近のマイクロコンベックスは広帯域で，比較的浅い部位から深い部位まで描出が可能となった．操作法としてはマイクロコンベックスを被検者の鎖骨上窩に位置し，鎖骨下動脈へ見下げるようにスキャンすると鎖骨下動脈から分岐する椎骨動脈が描出される．図4aは，リニア型探触子を用いた場合であるが，鎖骨のために十分な音響窓がとれず，椎骨動脈起始部は描出されていない（→a）．しかし，マイクロコンベックスを用いた場合，鎖骨下動脈から分岐する椎骨動脈が描出される（→b）．

B　椎骨動脈の評価

　椎骨動脈の評価のポイントは，血流速，血流パターン，血管径である．椎骨動脈とその中枢側，末梢側に明らかな狭窄がない場合，椎骨動脈血流波形の立ち上がりが急峻である（図5）．

1．血流速の正常と異常

◆ 椎骨動脈に2m/sec以上の高速血流を認めた場合，70％以上の狭窄が考えられるため，血管

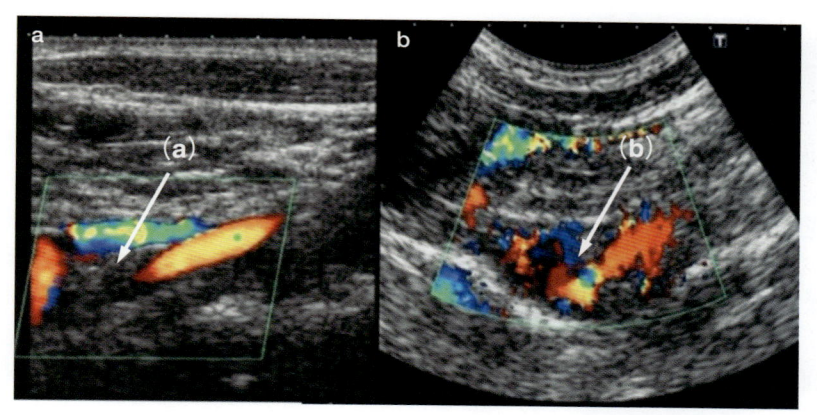

6. 椎骨動脈の描出と評価

図4
a：リニア型探触子
b：マイクロコンベックス型探触子

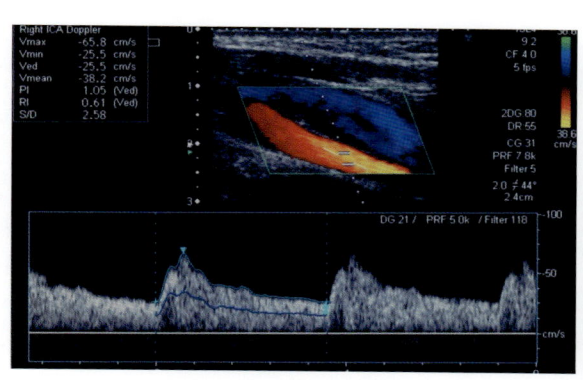

図5　正常椎骨動脈
血管径 3 mm，収縮期血流速 66 cm/sec，拡張末期血流速 26 cm/sec，平均血流速 38 cm/sec.

表1　正常椎骨動脈評価のポイント

評価項目	正常	異常
血流量	200 mL/分（脳全体で900 mL/分）	
血管径	3〜4 mm	＜2 mm：細い　＞5 mm：拡大
血流方向	順向性	片側逆行性：鎖骨下動脈盗血現象
血流速波形立ち上がり	急峻	遅延：起始部狭窄
拡張期流速	≧10 cm/s	＜10 cm/s：後下小脳動脈分岐後閉塞
		0　：後下小脳動脈分岐前閉塞

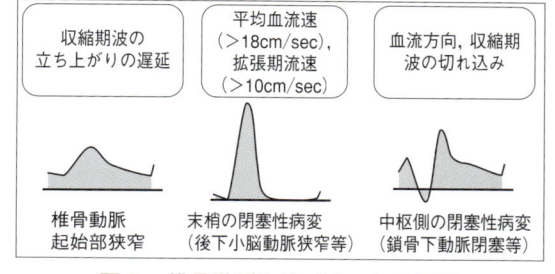

図6　椎骨動脈血流パターンの異常

径を計測し狭窄率を算出する．
◆ 血管径の正常域は 3〜4 mm である．
◆ 拡張末期血流速は通常 10 cm/sec を下回ることはない．椎骨動脈拡張末期血流速が 10 cm/sec 以下の場合では後下小脳動脈分岐後狭窄を疑う．
◆ 椎骨動脈拡張末期血流速を認めない場合では，後下小脳動脈より中枢側の狭窄を疑う（**表1**）．

2．血流パターンの正常と異常
◆ 椎骨動脈起始部狭窄では，なだらかな血流速の立ち上がりとなる．
◆ 後下小脳動脈のように椎骨動脈より末梢側に狭窄が存在する場合，平均血流速と拡張末期血流速が低下もしくは消失する．
◆ 鎖骨下動脈閉塞のように椎骨動脈より中枢側に病変が存在する場合，血流方向の収縮期に切れ込みを認める（**図6**）．

C 椎骨動脈エコーによる評価の実際

【症例1　鎖骨下動脈狭窄のステント留置術前後の椎骨動脈エコー】
＜60歳，男性＞
主　訴：左上肢のしびれ，ふらつき

既往歴：糖尿病，高脂血症
現病歴：左上肢の痛み，しびれ，ふらつきを訴え精査

椎骨動脈血流波形では血流方向，収縮期に切れ込みを認める．
血流方向は順方向である（図7a ⇒）．椎骨動脈より中枢側での狭窄が疑われる．
血管造影では，左鎖骨下動脈の90％以上の狭窄を認めた（図7b →）．
ステント治療後は，椎骨動脈血流波形の収縮期切れ込が消失している（図8a ⇒）．血流速波形は正常化している．血管造影では，ステント留置により，鎖骨下動脈の狭窄は消失している（図8b →）．左上肢のしびれ，ふらつきも消失した．

D 鎖骨下動脈スチール症候群とは

動脈硬化症などで鎖骨下動脈が閉塞すると，健側の椎骨動脈内の血流が脳底動脈を介して患側の椎骨動脈の方に逆流して，患側上肢への側副循環路となる．その結果，脳底動脈の血流が減少し，患側の上肢を動かすとめまいや失神発作などの症状を起こすことがある．これを鎖骨下動脈スチール症候群（subclavian steal syndrome，椎骨動脈逆流症候群）という．鎖骨下動脈狭窄の好発部位は起始部であり，通常の超音波検査では狭窄部位の描出が困難な場合に遭遇する．このような場合，椎骨動脈の血流波形が有用な情報となる．椎骨動脈血流波形は鎖骨下動脈の狭窄から閉塞に至る過程で変化をするため，仮に鎖骨下動脈狭窄部位を直接描出できない場合でも，椎骨動脈と上腕動脈血流波形から，ある程度の鎖骨下動脈狭窄の予測ができる（図9）．

E 最新のトピック

経静脈造影超音波

椎骨動脈は描出が容易とされる総頸動脈より深部に位置するため，超音波の減衰が大きく，描出困難な場合に遭遇する．そこで，超音波造影剤で

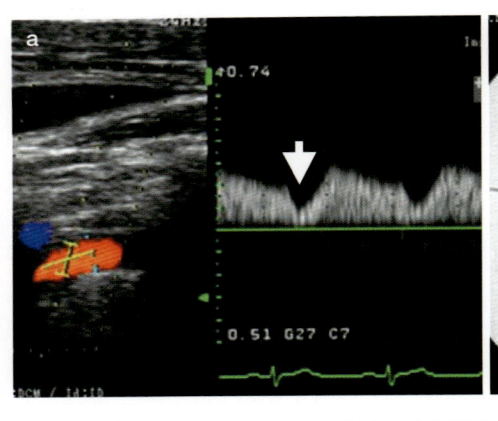

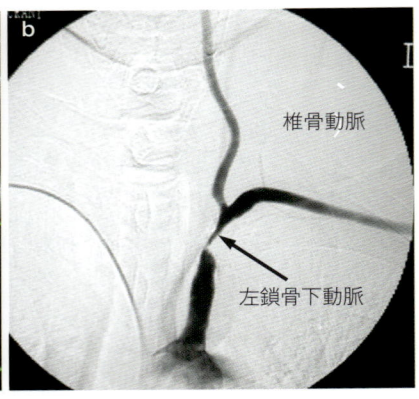

図7 ステント留置術前
 a：左椎骨動脈
 b：血管造影
（宝塚市立病院・浅岡伸光先生よりご提供）

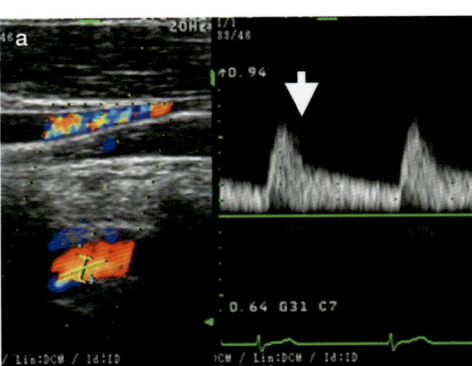

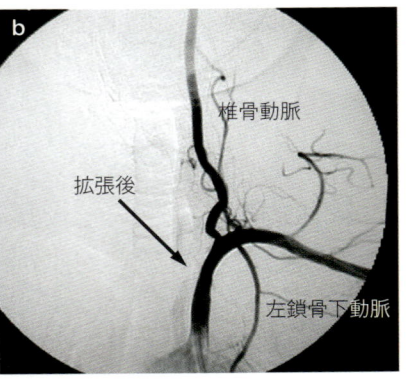

図8 ステント留置術後
 a：左椎骨動脈
 b：血管造影
（宝塚市立病院・浅岡伸光先生よりご提供）

6. 椎骨動脈の描出と評価

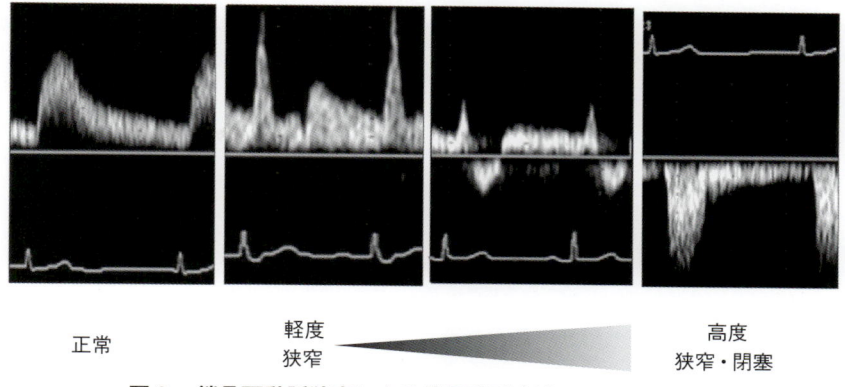

正常　　軽度狭窄　　　　　高度狭窄・閉塞

図9　鎖骨下動脈狭窄による椎骨動脈血流パターンの変化
（宝塚市立病院・浅岡伸光先生よりご提供）

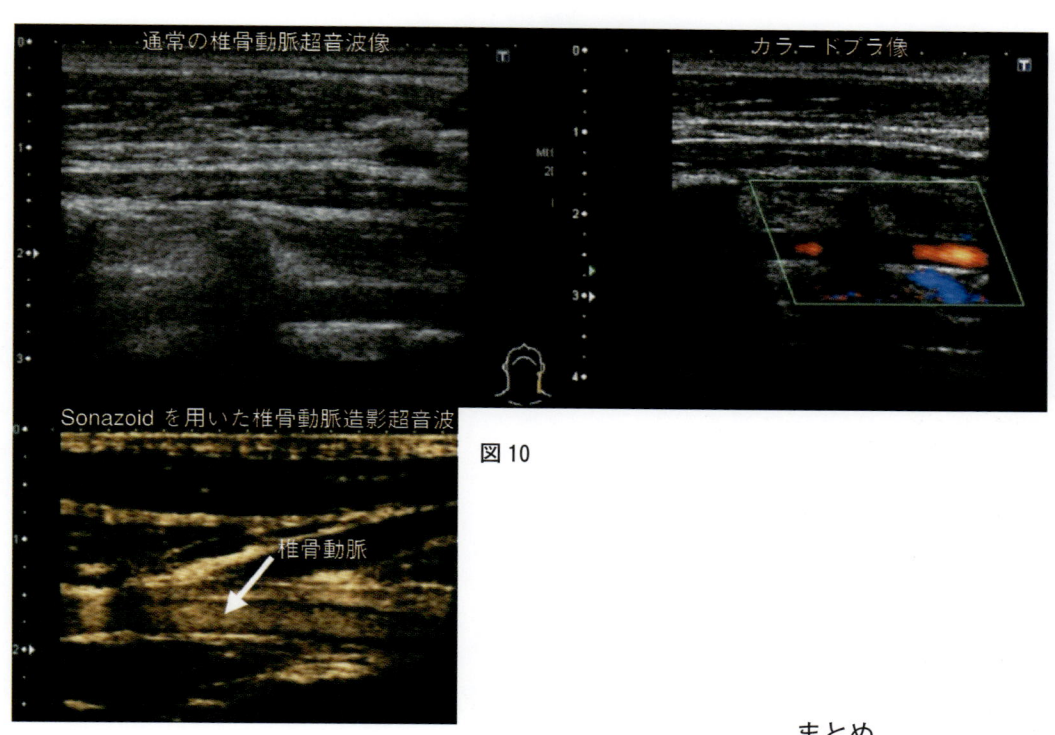

図10

あるLevovist®やSonazoid®を用いれば，造影増強効果が得られ，椎骨動脈閉塞の診断に有用となる．特にSonazoid®はLevovist®と異なり，マイクロバブルを崩壊することなく，超音波照射による血流の増強効果が得られるため，時間分解能が高く，かつ明瞭な血管画像が得られる（**図10**）．しかし，現在は肝臓腫瘍にのみ健康保健適応のため，今後，適応の拡大に期待したい．

まとめ

◆ 椎骨動脈の全容は描出不可である（頸椎横突起による音響陰影のため）．
◆ 総頸動脈は内頸動脈に比較し，臨床的情報が少ないのが現状である．
◆ 鎖骨下動脈狭窄の診断に有用である（椎骨動脈血流パターンによる診断）．
◆ 椎骨動脈狭窄の好発部位は起始部であり，マイクロコンベックスの使用が望ましい．
◆ 超音波造影剤の使用により，椎骨動脈の良好な描出が期待できる．

第IV章

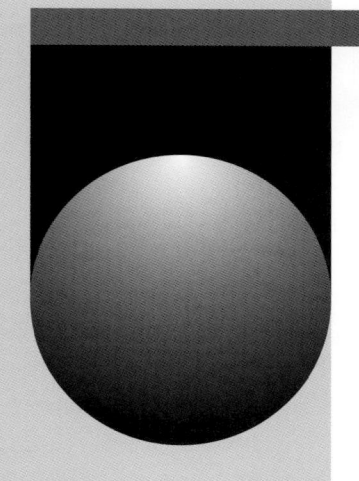

頸動脈病変の意義

1 IMTの意義

大阪大学大学院医学系研究科 内分泌・代謝内科学
片上 直人

　頸動脈はアテローム性動脈硬化の好発部位であり，頸動脈における動脈硬化性病変は全身の動脈硬化の程度を反映し，脳血管障害や冠動脈疾患との関係が深い．頸動脈エコー検査は，頸動脈の壁内，表面，内腔の状態から動脈硬化を視覚的かつ定量的に評価する（形態診断）のに有用であるだけでなく，血流の評価（機能診断）にも有用である．加えて，頸動脈エコー検査は非侵襲的，簡便，低コストで施行可能なため，サブクリニカルな動脈硬化の診断や心血管イベントハイリスク群のスクリーニングのツールとして国際的に推奨されている．特に，Bモード法で測定した頸動脈の内膜中膜複合体厚（intima media thickness：IMT）は，病理学的に評価した実際の内膜中膜複合体の厚さとよく相関し，定量性および再現性に優れた指標であり，日常臨床，研究の場で汎用されている．

A IMTの定義

　頸動脈をBモードで観察すると，血管壁は血管内腔側から，高エコー層，低エコー層，高エコー層の3層からなるようにみえる．このうち，内腔側の高エコー層と低エコー層の2層が内膜中膜複合体に相当する．この厚みがIMTであり，遠位壁においてはlumen-intima境界面の前縁とmedia-adventitia境界面の前縁からなる二つの平行なライン間の距離である．
　日本脳神経超音波学会では，①総頸動脈，頸動脈洞・頸動脈分岐部，内頸動脈の3領域でプラークを含めたもっとも厚い部分を測定（IMT-Cmax，IMT-Bmax，IMT-Imax）し，②その中の最大値をmax IMTとすること，③総頸動脈での最大肥厚部とその中枢側および遠位側1 cmの部位の計3ポイントでの平均肥厚度をmean IMTとすること，④1.1 mm以上の肥厚はすべてプラークとして扱う，ことを推奨している．なお，早期動脈硬化研究会では「IMTが1.0 mmを超え，IMC表面に変曲点を有する限局性の隆起性病変をプラークとして扱う」点，日本超音波医学会では「最大の厚みが1 mmを超え，IMC表面に変曲点を有する限局性の隆起性病変をプラークと称する．ただし，vascular remodelingの症例は血管内腔への隆起の有無に関係なくプラークとする」点などが日本脳神経超音波学会と異なる．ただし，わが国ではIMT計測の際にプラーク部を含める点では共通している．
　一方，欧州のガイドラインでは，IMT測定に際してはプラーク部（内腔側に突出した局在病変で周囲のIMTより内腔側への突出が少なくとも0.5 mm以上か50％以上，またはlumen-intima interfaceからmedia-adventitia interfaceまでの距離が1.5 mm以上のもの）を除外すべきことを強調している．IMTは動脈硬化性変化だけでなく，代償性機序などによる非動脈硬化性の壁肥厚をも反映するため，IMTとプラークを区別することは妥当なように思われる．しかし，現実には，早期のプラーク病変と非動脈硬化性の変化とをエコー所見のみに基づいて区別するのは必ずしも容易ではない．また，"プラーク部分を除くIMT"の動脈硬化の指標としての臨床的意義は大きいとはいえない．
　各症例の代表値として左右のいずれの頸動脈における測定値を用いるか，近位壁・遠位壁のいずれを用いるかなどについても，ようやく統一されつつあるが，詳細は他項にゆずる．

1. IMTの意義

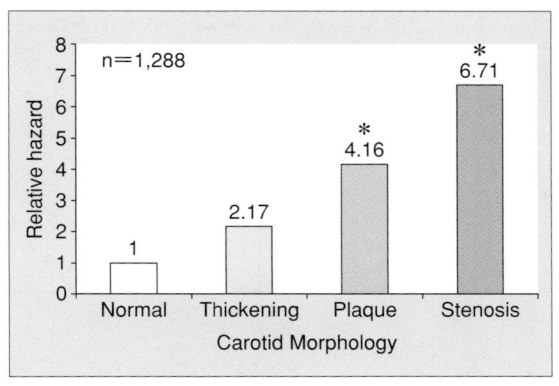

図1 頸動脈病変と冠動脈イベントの発症リスク
一般住民を対象に頸動脈病変と冠動脈イベントの関係を前向きに観察．観察開始時に頸動脈病変のない群に比較して，IMT肥厚（>1.0 mm）群は2.17倍，プラークのある群は4.16倍，狭窄のある群は6.71倍冠動脈イベントのリスクが高かった．
＊：$p<0.05$ vs Normal
(Salonen JT, et al. Arteriosclerosis Thromb 11：1245-1249, 1991[1]より改変)

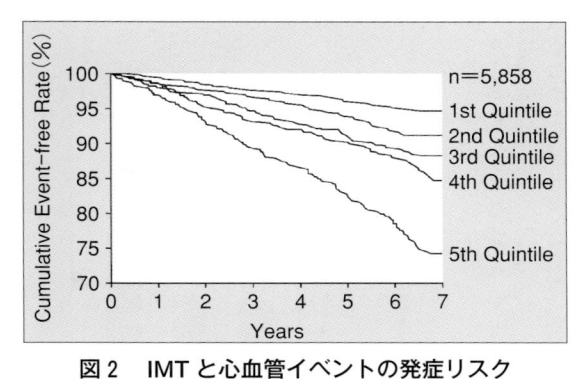

図2 IMTと心血管イベントの発症リスク
65歳以上の高齢者5,858名を対象に頸動脈エコーを施行し，観察開始時のIMT肥厚度によって5群に分けた．心血管イベント発生との関連を6.2年間追跡したところ，観察開始時のIMTが高い群ほど心筋梗塞および脳卒中の発症率が高かった．
(O'Leary DH, et al. N Engl J Med 340：14-22, 1999[2]より一部改変)

B 心血管イベントの予測因子としてのIMT

頸動脈IMTは種々の動脈硬化性疾患の指標（冠動脈造影検査や冠動脈CTで評価された冠動脈硬化の重症度，運動負荷心電図上の心筋虚血陽性所見，MRI上のラクナ梗塞様病変の出現率など）と相関することが断面調査により明らかにされている．また，頸動脈IMTは冠動脈疾患や脳卒中の既往とも相関する．さらに，複数の前向き試験の結果，頸動脈IMTが心血管イベントの予測因子にもなることが示されたため，アメリカ心臓病学会（AHA）や世界保健機構（WHO）でもハイリスク群のスクリーニング検査として頸動脈エコー検査を推奨するようになった．以下に代表的な報告をあげる．

Salonenらは一般住民1,288人を対象に頸動脈病変と冠動脈イベントの関係を調べる前向き試験を行い，観察開始時に頸動脈病変のない群に比較して，総頸動脈または球部に何らかの構造上の変化を認める群は3.29倍，IMT肥厚（>1.0 mm）群は2.17倍，プラークのある群は4.16倍，狭窄のある群は6.71倍冠動脈イベントのリスクが高いことを報告した[1]（図1）．また，Rotterdam Studyでは高齢者（55歳以上，7,983人）の総頸動脈IMTを測定し，平均2.7年間脳卒中と心筋梗塞の発症を追跡した．IMTが平均値より1SD（0.163 mm）大きいことによる脳卒中および心筋梗塞発症のオッズ比はそれぞれ1.41倍，1.43倍であった．O'Learyらは，高齢者（65歳以上，5,858名）を対象に頸動脈エコー検査を行い，心血管イベントの発生の有無を6.2年間追跡した．その結果，観察開始時のIMTが高い群ほど心筋梗塞および脳卒中の発症率が高かった[2]（図2）．また，1,651人の糖尿病患者を対象とした前向き試験（Atherosclerosis Risk in Communities Study：ARIC Study）では，頸動脈IMTが末梢動脈性疾患発症の独立した危険因子であることが示されている．わが国ではYamasakiらが糖尿病患者を対象にIMTと冠動脈疾患の関連を3年間観察し，観察開始時のIMTが冠動脈硬化症発症の強い予測因子であることを確認している[3]．

さらに，IMTの年平均進展度が冠動脈イベントの発症リスクを反映することを示唆するデータもある．2年間のコレステロール低下試験を終了した冠動脈バイパス術既往男性患者（40～59歳）146例を対象に，IMTと冠動脈疾患の関連を平均8.8年追跡調査した結果，IMTの年平均進展度が大きいほど全冠動脈イベントおよび冠動脈疾患による死亡のリスクが高いことが示されてい

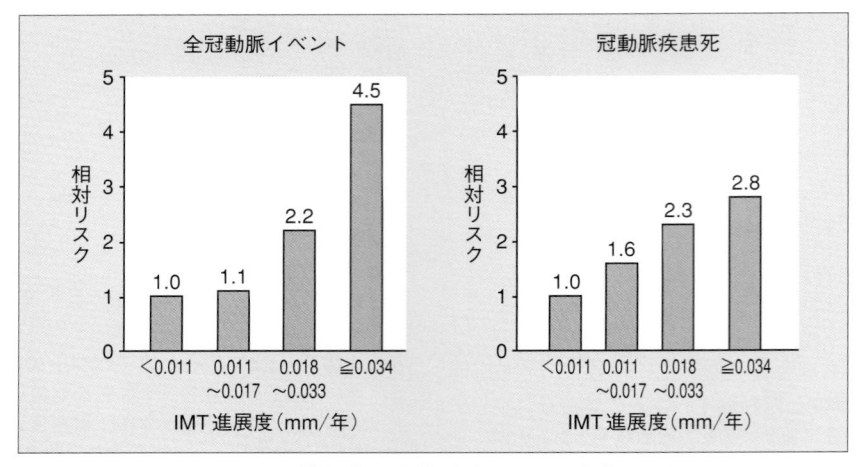

図3 IMT進展度と冠動脈イベントの発症リスク
冠動脈バイパス術既往男性患者（40～59歳）146例を対象に，IMTと冠動脈疾患の関連を平均8.8年追跡調査した．IMTの年平均進展度が大きいほど全冠動脈イベントおよび冠動脈疾患による死亡のリスクが高い．
（Hodis HN, et al. Ann Intern Med **128**：262-269, 1998[4]より一部改変）

表1 総頸動脈IMTと心血管疾患のリスク

IMT肥厚	心筋梗塞の相対危険度（95% CI）	脳卒中の相対危険度（95% CI）
① 平均＋1 SD	1.26（1.21～1.30）	1.32（1.27～1.38）
② 平均＋0.10 mm	1.15（1.12～1.17）	1.18（1.16～1.21）

一般人口を対象とした八つのスタディのメタアナリシス（総計37,197人，平均観察期間5.5年）の結果．表中の数値は，年齢・性差を補正した後の① 総頸動脈IMTが平均値より1 SD大きいこと，② 総頸動脈IMTが平均値より0.10 mm大きいことによる相対危険度．

る[4]（図3）．

最近，一般人口を対象とした八つのスタディのメタアナリシス（総計37,197人，平均観察期間5.5年）の結果が発表された．年齢・性差を補正した後の，総頸動脈IMTが平均値より1 SD大きいことによる心筋梗塞の相対危険度は1.26倍（95% CI，1.21～1.30），脳卒中の相対危険度は1.32倍（95% CI，1.27～1.38），総頸動脈IMTが平均値より0.10 mm大きいことによる心筋梗塞の相対危険度は1.15倍（95% CI，1.12～1.17），脳卒中の相対危険度は1.18倍（95% CI，1.16～1.21）であった（表1）．さらに他の古典的な冠危険因子を調整しても，やはり，総頸動脈IMTは心血管イベントの独立した予測因子であることが確認された．このように，メタアナリシスの結果からも，頸動脈IMTが将来の心血管イベントの予測因子になり得ること，古典的危険因子の評価のみでは得られない情報を提供してくれることが確認された．また，脳卒中と心筋梗塞に対する相対危険度に大差がないことから，IMTは特定の臓器のリスクマーカーというよりは，全身の動脈硬化の非特異的なマーカーと捉える方がよいことも示唆された[5]．

C IMTの正常値と危険因子

1．IMTの正常値と加齢

大動脈では10歳代から早期の動脈硬化病変がみられるが，頸動脈においても大動脈に動脈硬化病変が出現する時期に一致して動脈硬化病変が出

表2 各年齢の総頸動脈におけるmax IMTの基準値（参考正常値）

年齢	maxIMT
20～29歳	≦0.7 mm
30～39歳	≦0.8 mm
40～49歳	≦0.9 mm
50～59歳	≦1.0 mm
60～69歳	≦1.1 mm
70歳以上	≦1.2 mm

（早期動脈硬化研究会：http://www.imt-ca.com/）

現するといわれている．ARIC studyによると，総頸動脈IMTは男女とも0.010 mm/年，内頸動脈IMTは男性では0.014 mm/年，女性では0.010 mm/年程度進展する．一方，Yamasakiらの報告によるとわが国の健常人のmean IMTの進展度は，0.008 mm/年である．

一般健常人におけるIMT値（正常値）に関しては多くの報告がある．各年齢におけるIMT正常値は報告によって多少異なるが，いずれの報告でもIMTが加齢に伴って増加するという点，高齢者においても1.1 mmを超えないという点，総頸動脈よりも内頸動脈において高値を示すという点では共通している．わが国の頸動脈エコーに関するガイドラインでも，年齢に関係なく，max IMTが1.1 mm以上をプラーク病変と定義し，異常値としている．早期動脈硬化研究会では，各年齢の総頸動脈におけるmax IMTの基準値（参考正常値）を設定している（**表2**）．

2．糖尿病

糖尿病患者では非糖尿病者に比較してIMTが肥厚しているとする報告が多い．4,019人の糖尿病患者と1,110人のimpaired glucose tolerance（IGT）患者を含む23のスタディのメタアナリシスの結果，糖尿病患者では0.13 mm（95% CI：0.12～0.14 mm），IGT患者では0.04 mm（95% CI：0.014～0.071 mm），非糖尿病者に比較してIMTが高値であることが示されている．

Yamasakiらは日本人2型糖尿病患者のIMTを平均3年間観察し，観察期間中のヘモグロビンA_{1C}（HbA_{1C}）の平均値がIMT年平均進展率の独立した規定因子であったことから，血糖コントロール状態がIMT進展に大きな影響を及ぼすとしている[3]．その他，空腹時血糖値，食後血糖値などがIMT進展の危険因子として報告されている．

3．脂質異常症

スタチンを用いた九つの臨床試験のメタアナリシスでは，血清LDLコレステロール値の低下とIMT進展抑制の間にはきわめて強い相関があることが確認されており，高LDLコレステロール血症は特に重要な危険因子である．この他，HDLコレステロール，トリグリセライド，Lp（a），small dense LDL，remnant-like particle cholesterol（RLP-C）などの血中レベルとIMTとの相関が報告されている．

4．メタボリックシンドローム

メタボリックシンドローム（MetS）には複数の診断基準が存在するが，どの診断基準を用いても，MetS（+）群ではMets（-）群に比較して頸動脈硬化症が高度であるという点ではほぼ一致している．また，MetSの成因的基盤としてインスリン抵抗性の亢進が注目されているが，インスリン抵抗性がIMTの危険因子であることが報告されている．さらに，インスリン抵抗性改善薬であるピオグリタゾンの投与によるIMTの進展抑制や退縮も報告されている．

5．炎　症

CRPなどの炎症マーカーは心血管イベントの予測因子として有用である．血中高感度CRP値とIMTなどの頸動脈の動脈硬化指標との間には相関があるとする報告が多く，CRP高値がIMT肥厚の進展に関与しているのではないかと考えられてきた．しかし，最近，CRPとIMTとの直接的な関連については否定的な縦断試験の結果が相次いで発表されている．

6．遺伝素因

IMT進展の遺伝素因を明らかにすることは，動脈硬化性疾患に対するオーダーメイド医療に寄与する可能性があり，今後の重点課題である．これまでに多くの遺伝子多型とIMTとの関連が報告されている．

その一方で，動脈硬化などの多因子疾患では単独の遺伝子多型の影響はごくわずかであり，古典的遺伝子疾患のように疾患発症に直結するもので

はないことが明らかとなりつつある．筆者らは，動脈硬化の発症・進展に関与する可能性がある遺伝子多型を網羅的に検索した結果，特定の遺伝子多型の重複がIMTの著明な肥厚と関連することを報告している[6〜8]．

7．その他の危険因子

喫煙，閉経，慢性感染症，高ホモシステイン血症，血小板の活性化，凝固系の亢進，接着因子の可溶性分画の血中レベルがIMT肥厚の危険因子として報告されている．

まとめ／治療効果の評価指標としてのIMT

IMTは非侵襲的かつ低コストで評価できるうえ，定量性のある指標であるため，その経時的変化は臨床試験のサロゲートエンドポイント（代替エンドポイント）として利用しやすい．実際，IMTの経時的変化は多くの臨床試験で薬剤などの抗動脈硬化作用を評価する指標として用いられている．

2 プラークの分類と意義，プラークスコアの意義

半田医院
半田　伸夫

　動脈硬化性疾患，あるいは脳心血管疾患は先進諸国の死因の一，二を争う原因である．動脈硬化性疾患は多くの危険因子が重なったうえに成り立つが必ずしもその評価は容易ではない．頸動脈エコードプラ検査はその進行具合を評価する方法の一つである[1]．本稿では動脈硬化性病変の中心である動脈硬化性プラークの評価と意義について解説する．

A　プラークの分類

　動脈硬化の進展は血管壁内への病的脂質を貪食したマクロファージが侵入することから始まる．その後，血管内膜中膜に沈着した脂質や，それに対応する炎症に準じた生体反応のため血管壁の肥厚が起こる．これが動脈硬化性プラークである．頸動脈エコーではこの血管壁を正常から観察可能で，動脈硬化性プラークへの変化を直接観察することができる（図1）．

　動脈硬化性病変は上記の経過をたどり進展と退縮を繰り返しながら年余にわたり大きくなり，やがて内皮表面が自壊して血栓化，閉塞に至る．これらのプラークの重症度は，①プラークが大きい，狭窄が進んでいると動脈硬化は進行している．②プラークの数が多いと動脈硬化は進行している．③プラークの内容物が脂質に富んでいるものは自壊しやすい．④プラーク内出血があるものは自壊しやすい．⑤表面に潰瘍を作っているものは血栓をつくりやすい．⑥石灰化した病変は経過の長い病変である（図2，表1）と考えられている．

　頸動脈エコードプラ検査で評価できることは，①プラークの大きさ（高さ，面積），②プラークの数，③プラーク内部のエコー性状，④プラーク表面の性状，⑤血流の状態である．

　プラークの大きさとしての高さや面積，数は容易に測れる．プラークの大きさや数を評価する方法としてはプラークスコア（Plaque score：PS），プラーク数（Plaque number：PN）が一般的である[2]．プラークスコアや，プラークの大きさによる重症度を表2に示す．プラーク内部や表面性状の超音波正常評価とその所見と病理所見との対比は表3のように考えられているが，必ずしも完全なものではない．病理所見との一致率は40～93％とさまざまである．

表1　病理所見からみた動脈硬化性プラークの意義

	高リスク	低リスク
プラークの大きさ	大	小
プラークの数	多	少
プラークの内容	脂質に富む	線維に富む
潰瘍	あり	なし
石灰化	あり＊	なし

＊石灰化があると動脈硬化が長期存在することになるため高リスクとするが，プラークの破綻のリスクではない．

B　内膜中膜複合体厚とプラークの表記の問題について

　内膜中膜複合体厚（intima media thickness：IMT）は外膜を除いた血管壁厚と解釈すると理解しやすい．血管壁厚が病的に肥厚すればプラークである．つまり最大血管壁厚はプラークの部分ではプラーク厚になる．血管壁厚を頸動脈エコーではIMTと表記する以上maximum IMT（max IMT）はプラーク厚も含むとした方がわかりやすい[1]．

第Ⅳ章　頸動脈病変の意義

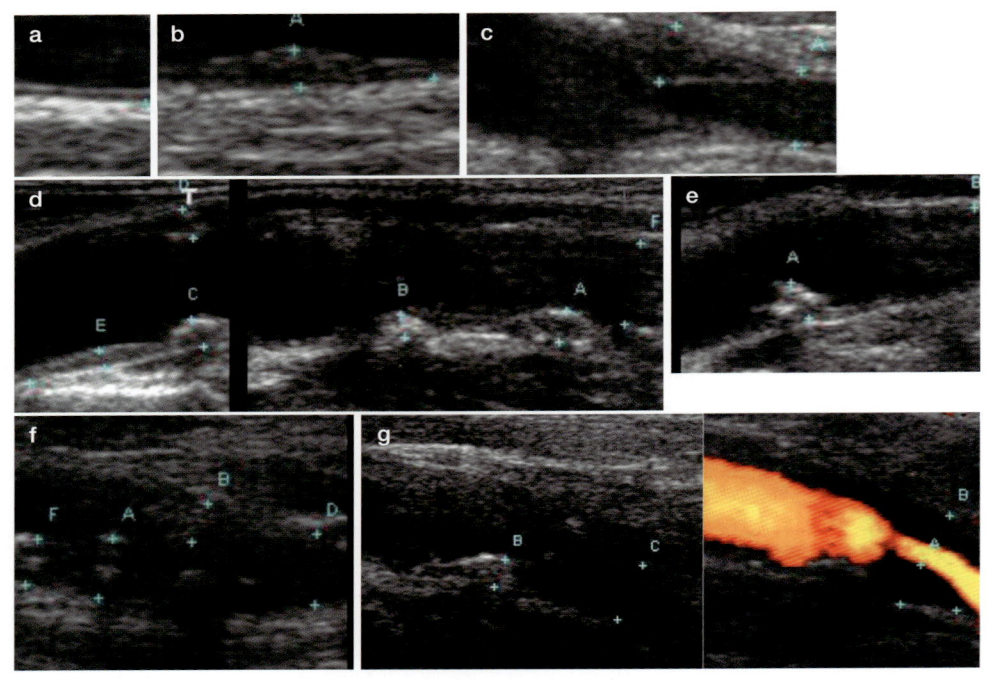

図1　頸動脈エコー検査による血管壁とプラークの評価
a：正常の内膜中膜複合体厚（IMT）．b：等輝度の初期プラーク．c：写真上に低輝度の進行したプラークがみられる．d：等輝度プラーク（A, E），高輝度プラーク（B），低輝度プラーク（C, D）の混在．e：高輝度プラーク．f：さまざまな動脈硬化性プラークの混在．g：低輝度プラークによる高度狭窄があるが，パワードプラ法で血流を表示しないとプラークの輪郭がはっきりしない．脂質に富むプラークまたはプラーク内出血があり，高リスクの病変．

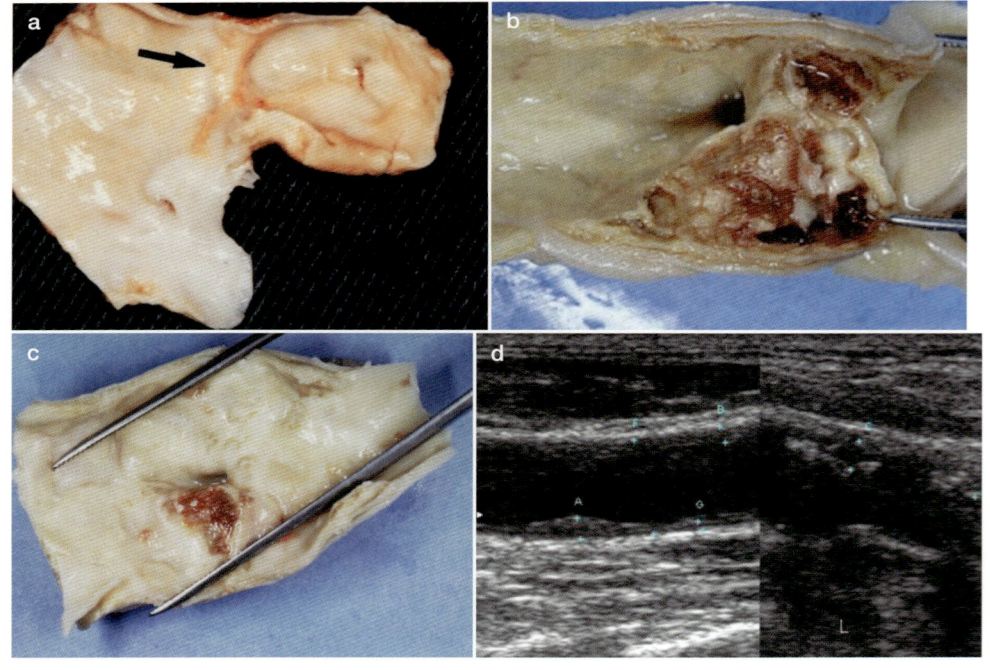

図2　頸動脈の摘出病変
a：初期の線維性肥厚病変．b：高度に進行した複合病変により閉塞した頸動脈，割面に脂質やプラーク内出血や粥腫などが混在している．c：初期の潰瘍病変．d：動脈硬化性病変の頸動脈エコーでのプラーク像（図2の病理写真の症例のものではないが，イメージをつかむための参考として提示）．

2. プラークの分類と意義，プラークスコアの意義

表 2　頸動脈病変の重症度評価

	軽度から中程度	高度
狭窄率		
径狭窄率（％）		
ECST 法	>＝30	>＝60（ACAS），>＝70（ECST）
NASCET 法	>＝30	>＝70
面積狭窄率（％）	>＝30	>＝90
タンデム病変	なし	あり
エコーによる評価		
max IMT	>＝1.1	>＝3.1
プラークスコア	>＝1.1	>＝10.1
エコー性状　表面　潰瘍	潰瘍なし	潰瘍あり
内部エコー輝度		低エコー輝度

表 3　頸動脈エコー B モード検査所見と病理所見との比較

B モード所見	病理組織所見
均質低輝度病変	プラーク内出血または脂質に富む粥腫
均質高輝度病変	線維性病変
音響陰影を伴った高輝度病変	石灰化病変
不均質病変	小病変：線維性病変 大病変：複合病変
嚢胞状構造を伴った不均質病変	複合病変
2 mm 以上の陥凹	潰瘍性病変

超音波輝度	表記	病理組織所見
低輝度	Echolucent Low-echoic Hypoechoic Soft	プラーク内出血，血腫，脂質，壊死組織，炎症性細胞浸潤
等輝度	Echogenic Iso-echoic Immediate	線維性組織，内膜過形成
高輝度	Echogenic High-echoic Hard	線維性組織，石灰化
音響陰影を伴った高輝度	Acoustics shadow Calcified Calcification	石灰化病変
各種輝度が混在	Heterogeneous Mixed	複合病変

（下表は日本脳神経超音波学会機関誌 Neurosonology 編集委員会，編：脳神経超音波マニュアル．報光社，島根，p322，2006 より一部改変）

表4 頸動脈動脈硬化の各指標とその特徴

指　標	定　義	特　徴
狭窄度	・狭窄部での径狭窄度（ECST） ・遠位の内頸動脈に対する狭窄度（NASCET） ・断面積による狭窄度	・軽微な変化が捉えられにくい ・血管のリモデリングにより過小評価となる
max IMT	・プラークを含むIMTのもっとも厚い部分 ・総頸動脈から内頸動脈まですべてを含む	・プラークとIMTを区別しない ・経時的変化がつかみにくい（常にそのときもっとも厚い部分を指標とするため）
mean IMT	・プラークを除くIMTのもっとも厚い部分とその両側3箇所の平均値（プラークを含む場合もある） ・主として総頸動脈遠位壁をターゲットとする	・プラークとIMTを区別する（早期病変にターゲット） ・平均化された値で再現性がよい ・頸動脈洞や内頸動脈の病変が反映されない
Plaque score	・1.1 mm以上のIMTの厚みの総和 ・左右総頸動脈から内頸動脈まですべてを含む	・プラークとIMTを区別する ・すべての病変を評価している ・経過の観察に優れるが軽微な病変の変化は反映されない

（日本脳神経超音波学会，頸動脈エコー検査ガイドライン作成委員会，動脈硬化性病変評価のスクリーニング法に関する研究班，編：頸部エコーによる動脈硬化性病変評価のガイドライン（案）．Neurosonology 15：20-33, 2002[1]より引用）

表5　脳梗塞の発症率

	年間発症率%
一般住民（全脳卒中）（久山町）	1.5*，0.5**
一般住民（久山町）	0.7*，0.3**
無症候性脳梗塞（小林ら）	2.7
有症候性脳梗塞（秋田県など）	2.6〜5.0
ラクナ梗塞（山口ら）	4.3
アテローム血栓性脳梗塞（Framingham study）	8.4
無症候性頸動脈狭窄（高度）（ACAS）	6.4
有症候性頸動脈狭窄（中程度）（NASCET）	11.1
有症候性頸動脈狭窄（高度）（NASCET）	7.9〜13.8
有症候性頸動脈狭窄（高度）抗血小板薬（−）	20.0

久山町研究　*第一集団（1961-1969），**第三集団（1988-1996）
（半田伸夫．Vascular Lab 1：34-37, 2004 より抜粋）

C 頸動脈エコードプラ検査で評価したプラークの意義

1．頸動脈動脈硬化度の各種指標とプラークスコアの特徴（表4）

表4に従来から用いられている頸動脈病変の指標とプラークスコアの特徴と問題点を示す．従来もっとも一般的な血管病変を示す指標は狭窄度であった．しかし狭窄度は血管壁の病変が反映されないことや，病変の初期には血管壁が肥厚しても血管腔を拡張することにより血管内腔を保とうとする作用（血管のリモデリング作用）があるために評価できないことなどの問題点がある．その他の指標はすべて血管壁の指標である．また，PSとmax IMTとはR＝0.536の有意な正相関がある[1]．

2．脳血管障害発症のマーカーとしての頸動脈プラークの意義

脳梗塞の発症率は一般住民で年間0.3〜0.5%（久山町研究など），一度脳梗塞を発症した患者の再発率は2〜14%といわれている．無症候の頸動脈高度狭窄の症例では年間5〜7%の脳梗塞発症率である．中程度以上（50%以上の狭窄）の頸動脈病変を有する例の脳梗塞再発率は抗血小板薬の

2. プラークの分類と意義，プラークスコアの意義

表6 頸動脈硬化と脳血管障害

指　標	ハザード比
狭窄≧70%	21.4
PS>5	2.4
PS>10	9.4
CCA-IMT≧1.18*，1.07**	2.1*，3.8**
ICA-IMT≧1.81*，1.93**	2.4*，2.0**
CCA & ICA	2.6*，6.0**
低エコー輝度	1.7
潰瘍	7.7

PS：プラークスコア，CCA：総頸動脈，IMT：内膜中膜複合体厚，ICA：内頸動脈
(Stroke 26：1781-1786，1995，New Engl J Med 325：445-453，1991，New Engl J Med 340：14-22，1999*，脳卒中 24：408-413，2002，Stroke 32：1780-1785，2001，Stroke 35：2788-2794，2004**，Radiology 208：649-654，1998)

表7 頸動脈硬化と冠動脈疾患

指　標	ハザード比
PS>1	2
PS>5	3
CCA-IMT≧1.18	2.4
ICA-IMT≧1.81	3.0
CCA & ICA	3.6

PS：プラークスコア，CCA：総頸動脈，IMT：内膜中膜複合体厚，ICA：内頸動脈
(New Engl J Med 340：14-22，1999，脳卒中 24：408-413，2002，Ultrasound Med Biol 29：367-371，2003)

治療を行っても年間8〜14%．未治療の場合では年間20%を超える再発率を示す報告もある（**表5**）．

頸動脈エコードプラ検査の指標と脳梗塞のリスク評価との関係からみると，狭窄度による評価がもっとも一般的でかつ直接的で，70%以上の狭窄のある例の脳梗塞のリスクは21倍である[3]．頸動脈硬化の指標をPSとした場合，PSが10.1を超える群は病変がないか，軽度の群に比し脳梗塞を生じる危険は9.4倍高率であり，予後予測の指標としてきわめて有用な指標と考えられる．PS>5.0の場合は2.4倍危険度が上昇する．また欧米でのデータでは総頸動脈 max IMT（CCA-IMT）>1.18で脳梗塞の危険は2.1倍上昇する[4]．Kitamuraらの報告によると，日本の高齢男性ではCCA-IMT>1.07で3.8倍脳卒中の危険が上昇する[5]．総頸動脈と内頸動脈病変が合わさると欧米では2.6倍，日本では6.0倍リスクが上がる．さらにプラーク自身の病変性状（表面性状とエコー輝度）では，低エコー輝度の病変例の危険度は1.7倍高率である．表面正常で明らかな潰瘍がある場合は7.7倍危険となる（**表6**）[2]．

3．冠動脈病変保有の危険度の評価と頸動脈病変（表7）

頸動脈病変は冠動脈病変の予測評価に有用といわれている．実際 Framingham study から求められる冠動脈危険度スコアとの関係をみると，PS>1を超えると冠動脈危険度は2倍，PS>5では3倍に有意に上昇する．逆に冠動脈病変が存在すると頸動脈病変が進行するとの報告もある．

4．頸動脈病変の進展に関与する危険因子

PSは経過観察時の糖尿病の有無，虚血性脳血管障害の有無，冠動脈病変の有無，高感度CRP高値例で増悪しやすいことが報告されている[6]．

5．頸動脈病変の経年変化と薬物療法の効果

頸動脈IMTは年間0.02mm〜0.05mm厚くなることが知られている．従来この肥厚は経年的なもので改善は難しいと考えられていた．しかしながら多くの介入試験の結果から各種スタチン，各種降圧薬（カルシウム拮抗薬，ACE阻害薬，β遮断薬），各種抗血小板薬，インスリン抵抗性改善薬で経年肥厚が軽度となるか，場合によっては厚みが薄くなっていると報告されている．

まとめ

動脈硬化はかつて血管の老化性退行変性と捉えられていた．現在は種々の経年的ストレスによる慢性炎症（response to injury）と考えられている．頸動脈の血管壁を超音波断層法で観察することが可能となって，頸動脈プラークはダイナミックに変化することがわかってきた．高血圧，高脂血症，糖尿病，血栓症などの危険因子がどのように絡んで動脈硬化を形成していくのか，あるいは内臓脂肪などの別の要因がそのメインロールとなっていくのかを調べる一つの評価方法として頸動脈エコー検査はこれからも多くの知見を与えてくれるものと思われる．

3 頸動脈血流評価の意義

札幌医科大学医学部 神経内科／脳神経外科　齊藤　正樹
九州医療センター脳血管センター 臨床研究部・脳血管内科　矢坂　正弘

A 頸動脈エコー検査で血流速度波形が変化する病態

　頸動脈血流速度波形の解析により，測定部位の狭窄性病変の有無を直接的に，またBモードやカラーモードで直接観察できない頸動脈の近位側や遠位側の病変を間接的に推定することができる．年齢や動脈硬化の危険因子など複数の因子（年齢，性別，心機能，弁膜疾患，貧血，甲状腺機能など）が血流速度波形へ影響するため，一側の血流速度波形のみではなく両側で測定し比較する．左右の血流速度波形に明瞭な差異があれば，一側の狭窄や閉塞病変を疑う．なお，年齢とともに総頸動脈血流速度は低下し，拡張期血流速度にその変化がもっとも目立つ．

B 拡張末期血流速度の低下

　拡張末期血流速度の低下は遠位側の末梢血管抵抗の上昇を意味する．遠位側に閉塞病変があると，平均血流速度や拡張末期血流速度は低下し，消失すれば，波形は dumped pattern や to and fro pattern，early systolic spike を呈する．高齢者や動脈硬化の強い症例では両側とも拡張末期血流速度は低下し，PI値は上昇する．総頸動脈においては，末期血流速度の速い方の値を遅い方の値で除した値（ED-ratio）を遠位側閉塞性病変のスクリーニングに用いる．心原性脳塞栓症ではED-ratioが1.3を，一般のスクリーニング検査ではED-ratioが1.4を超える場合に，遅い側の遠位側の閉塞性病変を疑う[1,2]．また，内頸動脈遠位での閉塞の場合，後交通動脈の分岐前閉塞ではED-ratio 4.0以上で，かつ拡張期血流は検出されず，分岐後閉塞の場合は拡張期血流成分が検出される[3]（図1，図2）．一般に内頸動脈閉塞症では，患側総頸動脈の拡張末期血流速度は10 cm/sec 以下と著しく低下する．両側性に拡張末期血流速度の著しい低下もしくは消失がみられた場合は，両側内頸動脈病変のほか，頭蓋内圧上昇を考えるべきで，重症のクモ膜下出血で著明な脳浮腫を認める際などに観察される．

C 測定部位の拡張と狭窄

　測定部位に拡張性変化があると流速は低下する．たとえば，内頸動脈と椎骨脳底動脈との胎生期の吻合が残存している症例では，吻合側の総頸動脈や内頸動脈が他側より拡大し，血流速度は低下する．

　狭窄部では乱流が生じ，カラードプラで乱流パターンを呈するばかりでなく，血流速度も上昇する（図3，図4，図5）．なお，リニア型探触子で内頸動脈狭窄部の観察が難しい場合，著者らはマイクロコンベックス型探触子を用いて，より正確な狭窄部位の同定と血流速度の上昇を観察する（図6，図7）．狭窄度ともっともよく相関するのは収縮期ピーク血流速度（PSV）である．PSV≧200sm/sec は 70% 以上の狭窄病変（NASCET）を意味し[4]，PSV≧150sm/sec は 50% 以上の狭窄病変（NASCET）を意味する．狭窄が高度になると，狭窄部位よりも遠位部が虚脱し，径の減少とともに総頸動脈の血流速度は低下してくる．この際には，狭窄部遠位部にはまだわずかな血流が存在し，血管内腔は血栓で閉塞してはいない．これを pseudo occlusion と呼ぶ．外科的治療が選択される際に，内頸動脈の完全閉塞の場

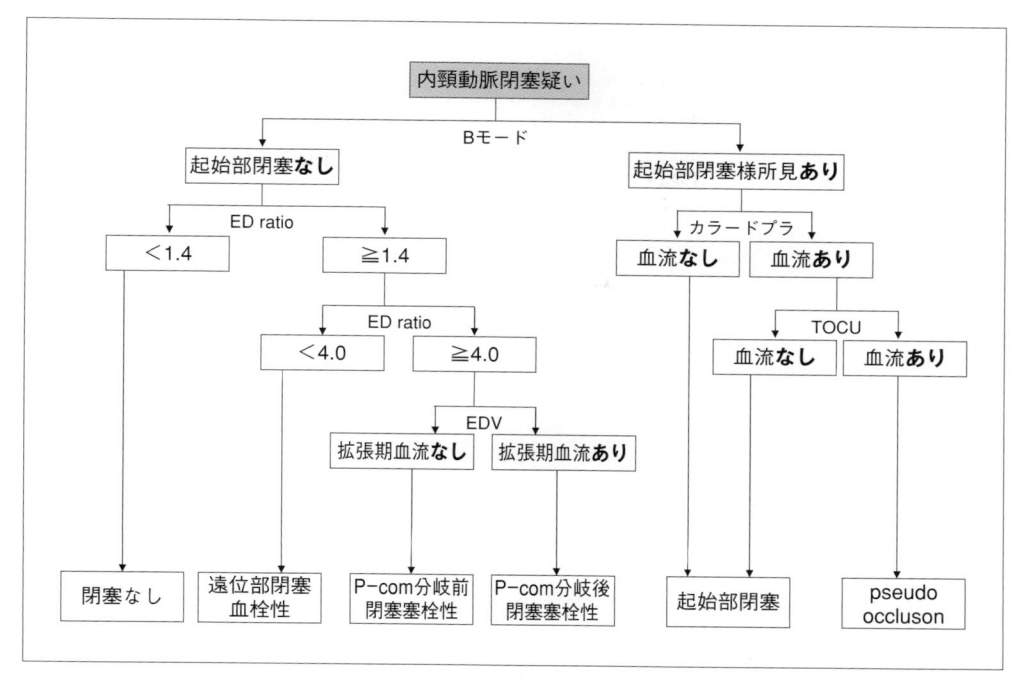

図1　内頸動脈の狭窄・閉塞のチャート
(米村公伸，橋本洋一郎：頸部頸動脈閉塞の超音波診断．日本脳神経超音波学会機関誌 Neurosonology 編集委員会，脳神経超音波マニュアル．報光社，島根，p120-125, 2007[3])より引用)

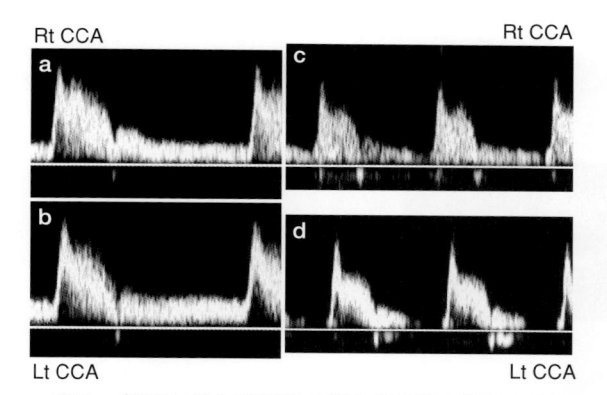

図2　拡張末期血流速度の低下は遠位の狭窄や閉塞のサイン
　a：右ICA高度狭窄により右CCAの拡張期終末時血流がbに示す左側より低下．EDratio1.5．c：左ICA閉塞例での右CCA．d：左CCAは左ICA遠位部の急性閉塞により dumped pattern を呈している．

合と，狭窄や pseudo occlusion の場合では血行再建の方針は大きく異なり，前者ではSTA（側頭動脈）-MCA（中大脳動脈）バイパス術，後者では頸動脈内膜剥離術（carotid endarterectomy：CEA）やステント留置術が選択されるため，エコー診断はきわめて重要となる．pseudo oc-clusion の検査精度を上げるためには，狭窄部付近の血流を検出するためにカラードプラのほかにパワードプラを併用したり，セクタ型の探触子を用いる，あるいは経口腔頸部血管エコーを使用して狭窄部より遠位の血流を検出する方法や，検出感度を上げるために超音波造影剤（レボビスト®）を使用するなどの方法がとられる．

1．外頸動脈血流速度波形が内頸動脈化する場合

　内頸動脈と外頸動脈の区別は第Ⅲ章「4．頸動脈血流速度の評価」で述べたように，走行方向（前後左右），太さ，分枝の有無，からBモードないしカラーモードで鑑別できるほか，パルスドプラで波形の違いから鑑別できる．外頸動脈は，通常は内頸動脈に比して，拡張終末期血流速度が低く，末梢血管抵抗が高いことを反映してPI値は高い．波形は視覚的に鋭角な立ち上がりをもった波形となる．
　しかし，内頸動脈の血流が血栓，塞栓，もやもや病などにより低下，もしくは消失し，代償的に外頸動脈の血流が増加した状態や，STA-MCA

第Ⅳ章　頸動脈病変の意義

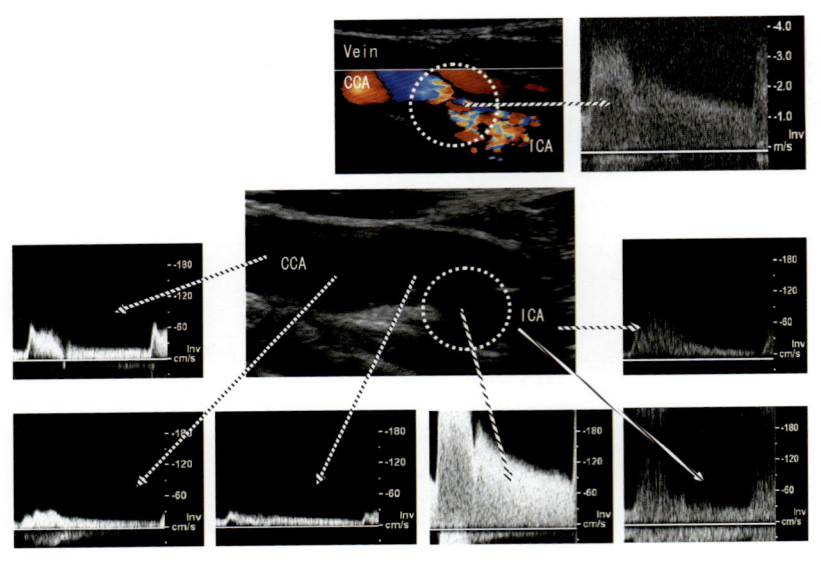

図3　右内頸動脈近位部の高度狭窄
狭窄部より遠位では収縮期ピーク血流速度が急上昇し，本例では390 cm/secであった．速度の上昇とともに乱流に伴うカラードプラの色調の変化や波形の不鮮明化にも注意．

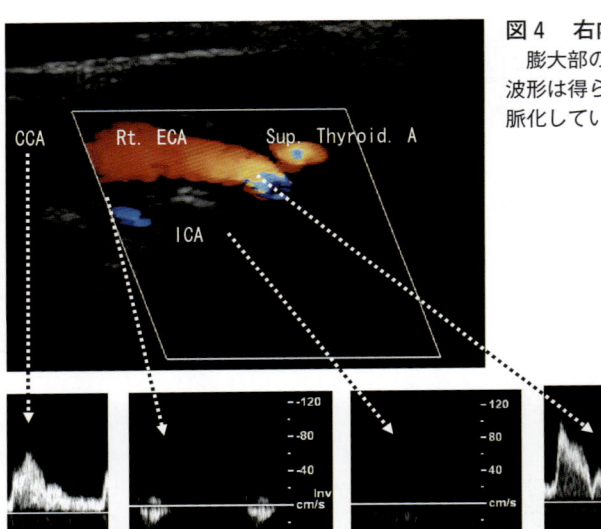

図4　右内頸動脈近位部の完全閉塞
膨大部の内頸動脈寄りではto and froを呈し，閉塞部より遠位では波形は得られない．外頸動脈の拡張期終末時血流が増加して，内頸動脈化している点に注目．

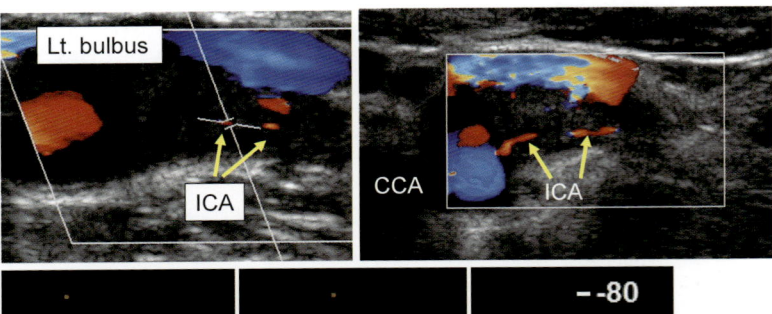

図5　pseudo occlusion
注意深く観察していると，内頸動脈にごくごくわずかな血流がカラードプラで観察できる．本例では内頸動脈遠位部でも血流が存在することが確認できた．

3. 頸動脈血流評価の意義

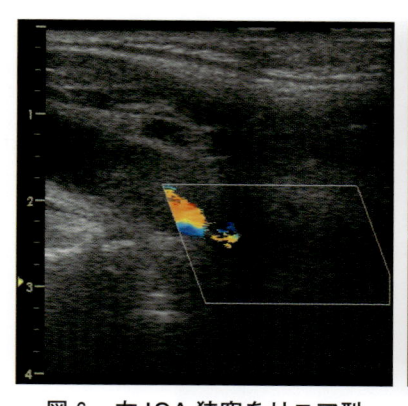

図6 左 ICA 狭窄をリニア型探触子で観察
狭窄部の遠位の観察が困難な例.

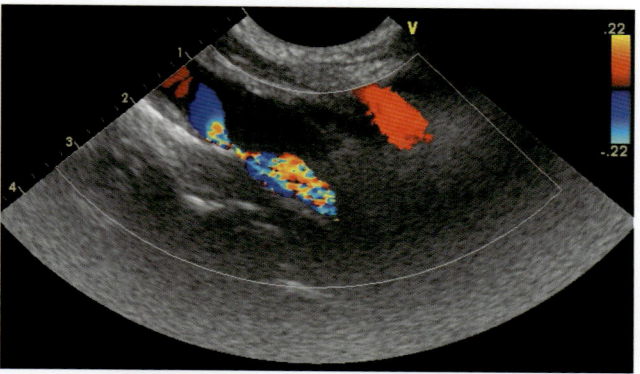

図7 同部位をマイクロコンベックス型探触子で観察
狭窄部を含めたより遠位の観察が可能. 乱流も明瞭. 血流速度の上昇も確認できる.

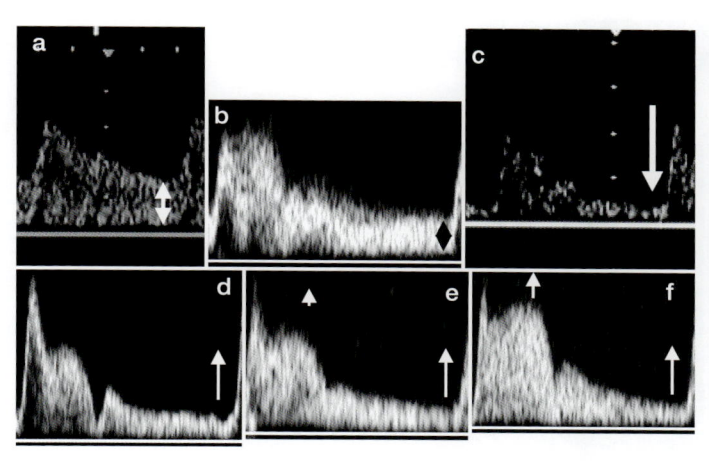

図8 外頸動脈血流速度波形の"内頸動脈化"
a, b は内頸動脈, c は外頸動脈の血流速度波形. 矢印は拡張期. d は STA-MCA バイパス後の外頸動脈. e は同側内頸動脈の高度狭窄時の外頸動脈. f は同側の内頸動脈の完全閉塞時の外頸動脈. d, e, f のいずれも外頸動脈の血流増加を反映し拡張期終末時の血流が増加している.

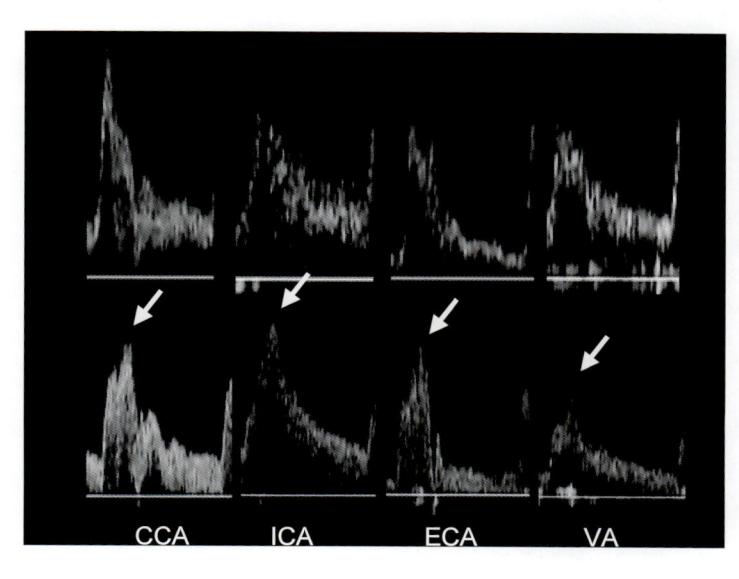

図9 健常例（上段）と大動脈狭窄症例（下段）の CCA（総頸動脈），ICA（内頸動脈），ECA（外頸動脈）および VA（椎骨動脈）における血流速度波形
収縮期における血流速度がピーク（⇨）に達するまでの時間が延長する.

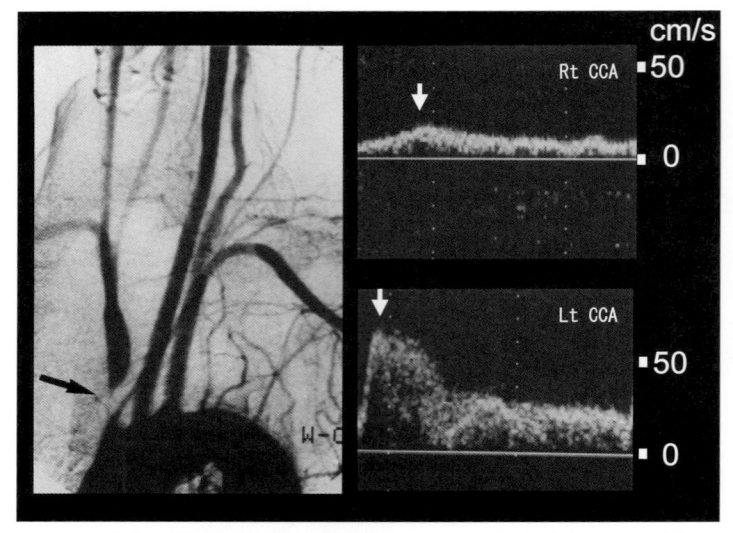

図10 右総頸動脈起始部高度狭窄（→）例の大動脈造影所見（左）と右および左総頸動脈血流速度波形（Rt CCA と Lt CCA）

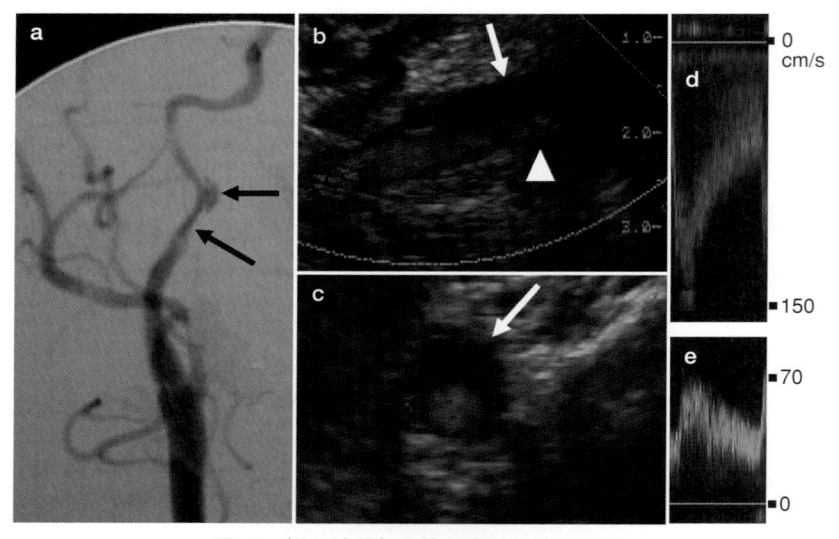

図11 経口腔頸部血管超音波検査の応用
　a：右内頸動脈解離症例の脳血管撮影検査所見．頭蓋外内頸動脈の狭窄と拡張を認める（→）．b, c：経口腔頸部血管超音波検査（b：長軸で右が遠位側，c：短軸）．血流の乗らない解離腔がみられる．偽腔（矢印で示す低輝度）の圧迫で真腔が狭窄し（三角），血流速度が上昇している．d, e：血流速度波形（d：遠位狭窄部の血流速度波形，e：近位側の血流速度波形）．

バイパス術により外頸動脈の血流が増加した場合，あるいは，内頸動脈閉塞に伴い眼動脈を逆流して外頸動脈から内頸動脈遠位へと血流が存在する場合には，外頸動脈系の血流の増加を反映し，拡張末期血流速度が上昇し血流速度波形が内頸動脈化することがある．この場合，供給する血流の増減により血管径の変化も伴う場合がある（図8）．

2．頸動脈径と病態
　Willis動脈輪発達の左右差がある場合（たとえば一側内頸動脈が両側前大脳動脈を灌流する場合

など）や，一側に脳動静脈奇型や脳動静脈瘻がある場合，頸動脈径左右差がみられることがある[5]．また，シャンパンボトルネックサインと呼ばれる内頸動脈起始部の急激な径の減少が，もやもや病ではしばしば観察される[6]．

D 近位側の狭窄と逆流

測定部位より近位側に高度狭窄があると，立ち上がり波形が緩徐になり，収縮期波形の始まりからピークまでの時間（acceleration time）が延長する．大動脈弁狭窄症例では両側のすべての動脈でみられ（図9），腕頭動脈起始部狭窄病変例では同側でみられる（図10）．一方，大動脈弁逆流があると，拡張期に血流速度波形は低下し，大動脈弁逆流の程度が強いと頸部でも拡張期に血流は逆行し，拡張期の血流速度波形は負となる．

E 経口腔頸部血管超音波検査

前述のように本法により，頭蓋外内頸動脈遠位側を観察することが可能である[7,8]．同部位でしばしば動脈解離が発症し，径の拡大や偽腔の様子を観察することができる（図11）．また狭窄病変が頭蓋外内頸動脈遠位部に達する場合は，その様子を観察することが可能である．

4 stiffness parameter β の意義

東邦大学医学部医学科 教育開発室　藤代健太郎
東邦大学医療センター大森病院 臨床生理機能検査部　原田　昌彦
東京慈恵会医科大学 総合健診・予防医学センター　和田　高士

A　stiffness parameter β とは

stiffness parameter β（以下，βと略す）は，血圧に依存しない血管固有の硬さを示す指標として林絋三郎教授[1]が考案したものである．算出には血管径（D），血管拍動幅（ΔD），収縮期血圧（Ps）と拡張期血圧（Pd）とが必要である．βは（1）式を用いて算出される．

$$\beta = \ln(Ps/Pd) \cdot D/\Delta D \quad \cdots\cdots (1)$$

動脈硬化の指標として用いられている脈波速度（pulse wave velocity：PWV）とβとは関連がある．PWVは，Bramwell-Hillの式で圧の変化（ΔP），血液の粘性（ρ），血管内容積（V）とその変化量（ΔV）とを用いて（2）式のように表される．

$$PWV^2 = (\Delta P/\rho) \cdot (V/\Delta V) \quad \cdots\cdots (2)$$

局所での容積変位と口径変位の関係は，（3）式のごとくで，血管径の変化率の逆数（D/ΔD）に（2）式を代入すると（4）式のように示される．

$$V/\Delta V = (D/\Delta D)/2 \quad \cdots\cdots (3)$$

から誘導される．

$$D/\Delta D = (2\rho/\Delta P) \cdot PWV^2 \quad \cdots\cdots (4)$$

βとPWVの関係は，βの（1）式に（4）式を代入すると（5）式のようになり，血圧を介しているが，両者の関係を知ることができる．

$$\beta = [\ln(Ps/Pd)] \cdot (2\rho/\Delta P) \cdot PWV^2 \quad \cdots\cdots (5)$$

B　β の計測に必要な項目

計測に必要な項目は，動脈の血管径と拍動幅と血圧であり，現在多く使われている計測法は，超音波Bモードで頸動脈の血管径とその拍動幅を計測し，局所の圧の代わりに上腕の血圧を用いるものである．この原理を利用して，大動脈のβを経食道超音波法を用いて計測した血管径から求めている報告もある．

C　頸動脈病理所見と β

生前に頸動脈超音波計測を行い，死後に剖検し得た例での頸動脈の病理的動脈硬化度とβを比較した．動脈硬化指数の判定基準には三川による7段階半定量的病理学的動脈硬化指数を用いた．動脈硬化指数が高くなるとβは高値を示し，両

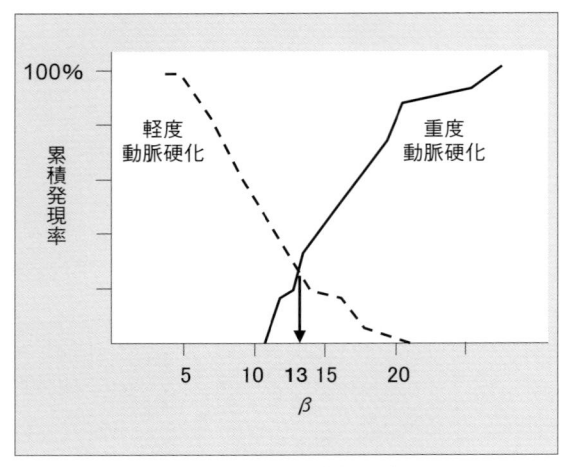

図1　βと頸動脈病理所見
（Wada T, et al. Arterioscler Thromb 14：479-482, 1994[2]より改変）

4. stiffness parameter β の意義

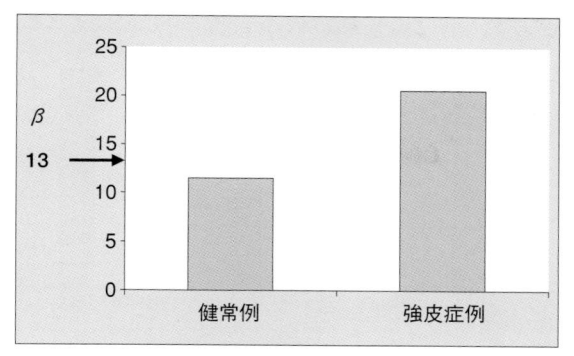

図2 健常例と強皮症例の比較
(Kawasaki M, et al. Atherosclerosis **180**：145-154, 2005[4]より改変)

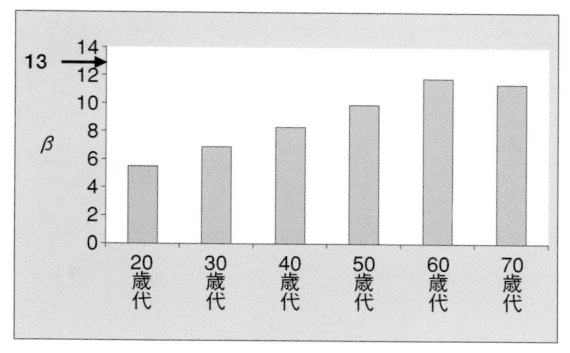

図3 健常例の加齢変化
(和田高士, 古平国泰, 藤代健太郎, ほか：超音波法による総頸動脈壁硬化度測定とその病理学的所見. 脈管学 **31**：601-606, 1991[5]より改変)

者の相関は高い（r=0.68）. 動脈硬化により中膜の肥厚および変性, 内弾性板の変性, 内膜の肥厚が生じる. 動脈硬化の重症度により2群に分け, 累積発現率で検討すると境界は13であった. この結果からβの正常上限は13であり, 13を超えると動脈硬化が著しいと考えられた[2]（**図1**）.

D 血圧の影響を受けにくいβ

局所の血管弾性を求める方法には distensibility coefficient（DC）, cross-sectional compliance（CC）, pressure-strain elastic modulus（Ep）などがあるが, βでは収縮期血圧を拡張期血圧で除した値の自然対数を求めているので, 血圧変動による値の変動が少ない. 脈圧：ΔP, 血管径（拡張末期）：D, 血管拍動幅：ΔD.

$$DC = (2\Delta D/D)/\Delta P$$
$$CC = \pi D (\Delta D/2\Delta P)$$
$$Ep = (D/\Delta D) \Delta P$$

これらの指標と血圧との関係を, 52〜85歳の7例で頸動脈を超音波で計測して検討した. ①降圧薬を内服していない, ②血圧を1ヵ月に4回以上計測した, ③平均血圧が15mmHg以上変化した, ④血圧と血管径と壁変位幅を同時に計測した. Epは平均血圧の上昇とともに増加し, 血圧が上がると高値を示した. DCとCCは血圧上昇とともに数値は低下した. 各指標と血圧との相関は Ep（r=0.53）, DC（r=0.58）, CC（r=0.63）といずれも高かったが, β（r=0.21）は低く, βは血圧の変化に追従しないことを確認した[3].

E 超音波 integrated backscatter （IB）値とβの相関

Kawasakiら[4]は, 総頸動脈の横断面の超音波像から壁の硬化の指標として後壁の中膜のIB値を計測し, βおよび一部は病理組織との対比を行っている. IB値とβとの相関は高く, 健常例でr=0.8であり, 強皮症例を加えてもr=0.8であった. しかしβとIMTの関係は, 健常例ではr=0.72であるが, 強皮症を含めるとr=0.42と相関が下がるとしている. これは健常例に比べ強皮症のIMTは硬化が進んでIB値は上昇しても壁は厚くならないためであった. このようにβは血管壁中膜の硬化による質の変化を表す指標であると考えられる. また, 強皮症10例のβ値の平均は20.6で, 年齢と性をマッチさせた健常10例の平均は11.5であり, 前出の正常値上限13に合う結果と考えられる（**図2**）.

F βの加齢による変化

健常な20〜70歳代で各年代25例ずつ, 計150例の総頸動脈のβの平均値は, 20歳代5.5, 30歳代6.9, 40歳代8.3, 50歳代9.9, 60歳代11.8, 70歳代11.4で, 20〜50歳代までは年代ごとに約1.4上昇し, 50〜60歳代で0.9の上昇, 60歳代と70歳代との差はなかった[5]（**図3**）. Hiraiら[6]

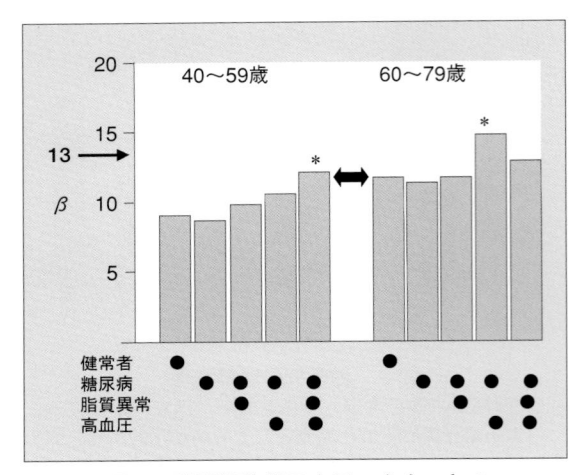

図4　動脈硬化リスクファクターとβ
*p＜0.01 vs 健常者
(和田高士，古平国泰，藤代健太郎，ほか：糖尿病における総頸動脈血行動態と血管物性変化および薬物効果判定．脈管学 30：529-533，1990[7]より改変)

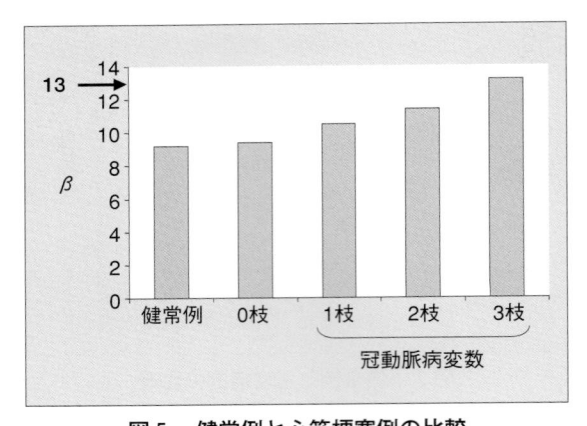

図5　健常例と心筋梗塞例の比較
(Hirai T, et al. Circulation 80：78-86, 1989[8]より改変)

の報告では40～80歳代の健常19例38側で，β＝0.11×年齢＋2.8であった．

G　動脈硬化リスクファクターとβの関係

動脈硬化のリスクファクターである糖尿病，脂質異常症，高血圧症の合併と総頸動脈βの関係を示す．βは，動脈硬化のリスクファクターを複数合併した方が健常人に比べ高くなり，特に糖尿病，脂質異常症，高血圧症の3者合併例では約20歳高齢者の健常人とほぼ同値を示した．動脈硬化のリスクファクターを三つ合併すると血管は約20歳早く動脈硬化が進行すると考えられる[7]（図4）．

Scuteri ら[8]はメタボリックシンドロームとIMT，βの比較を行っている．耐糖能異常，高血圧，脂質代謝異常，肥満を有する例では健常例に比べIMTで16％，βは32％高値であった．

H　虚血性心疾患とβ

Hirai ら[6]は冠動脈病変数とβの関係を報告している．正常例19例と心筋梗塞例49例（42～76歳）で冠動脈病変数0枝，1枝，2枝，3枝のβはそれぞれ9.17，9.42，10.54，11.44，13.17であった．特に2から3枝病変例で正常例に比べβが有意に高値であった．対象の平均年齢は59歳前後であるので，50～60歳代の年齢平均値が8.9～10であることと比較して2枝病変のβは高く，さらに3枝病変は前述の病理所見から判定した動脈硬化ありとする13より高値を示している（図5）．

I　脳血管障害とβ

脳梗塞例の頸動脈のβは，障害側で15.3，非障害側では15.7と両側ともに健常例よりも高値を示した．脳血管造影所見とβを比較した山下の報告[9]では，脳血管造影所見を壁の不整，拡張，屈曲があると grade 1，50％未満の狭窄や強い屈曲を認めると grade 2，50％以上の狭窄を認め，狭窄が複数あると grade 3 に分類している．左総頸動脈では grade 0 は 7.9±2.4，grade 1 は 9.4±3.0，grade 2 以上は 13.0±4.1 で，grade 1 に比較して grade 2 と grade 3 は有意に高値を示した．脳梗塞例においても，高度な病変を有する例のβ値は13以上を示した．

まとめ

βはPWVと関連があり，局所の指標としてβが，ある長さの血管の硬化の指標としてはPWVで判定するのがよい．βは血管径により値が変わるので，頸動脈と大動脈では別のスケールで比較する必要がある．IB値との相関があることもあり，壁の硬化の指標として早期の硬化性変化を知る指標になると考える．

5 頸動脈病変と脳血管障害

神戸市立医療センター中央市民病院 神経内科・脳卒中センター
山上　宏

頸動脈病変はその原因として，①動脈硬化によるものと，②大動脈炎症候群や動脈解離などその他の原因によるものとに大別されるが，前者が圧倒的多数を占める．動脈硬化性頸動脈病変は，高度狭窄による脳梗塞の直接の原因となるだけでなく，脳卒中を含めた心血管疾患の発症に強く関係し，リスク評価ならびに治療効果判定に際して重要な指標となる．頸動脈病変の評価法として，脳血管造影，超音波，造影CT，MRA，MRI，PETなどがあるが，もっとも知見が集積されているのは超音波検査によるものである．

本稿では，虚血性脳血管障害における頸動脈病変の意義について，頸動脈エコーで得られたエビデンスを中心に述べる．

A 早期動脈硬化病変と脳血管障害

頸動脈エコー検査で観察される頸動脈中膜複合体は，組織学的には動脈壁の内膜中膜構造と関連し[1]，早期の動脈硬化性病変と考えられる．その厚み（intima media thickness：IMT）と脳血管障害の関係を検討した多くの研究結果から，IMTの肥厚は動脈硬化危険因子や脳卒中を含めた心血管疾患の既往と強い関係があり，将来の脳血管障害発症の独立した予測因子であることが明らかとなっている[2〜6]．表1に示す代表的な大規模研究[4〜8]における年間脳卒中発症率は，総頸動脈IMTが0.7mm未満では0.5%以下であるのに対し，0.8〜1mmを超える場合は概ね1〜2%であり，相対危険度は2〜3倍高くなる．年齢・

表1　総頸動脈IMTと脳卒中発症率

研究	対象年齢（歳）	観察期間（年）	計測部位	解析	症例数（人）	IMT厚（mm）	イベント数/対象数	発症率（%）	発症率/年	相対危険度
CHS (1999)	≧65	6.2	Max CCA IMT	5分位	4,476	<0.87 (lowest) ≧1.18 (highest)	29/897 102/894	3.2 11.4	0.5% 1.8%	1 2.76
ARIC (2000)	45〜64	7.2	Mean IMT (CCA, Bif, ICA)		男性 6,349 女性 7,865	<0.6 ≧1.0 <0.6 ≧1.0	6/811 24/658 8/2,422 15/347	0.7 3.6 0.3 4.3	1.4/1,000人・年 5.1/1,000人・年 0.6/1,000人・年 5.1/1,000人・年	1 3.64 1 8.54
Rotterdam (2003)	≧55	6.1	Mean CCA IMT	3分位	5,479	<0.72 (lowest) ≧0.84 (highest)	35/1,777 169/1,882	2.0 9.0	0.3% 1.5%	1 2.23
Kitamura (2004)	60〜74	4.5	Max CCA IMT	4分位	男性 1,289	<0.77 (lowest) ≧0.82 (highest)	5/361 18/316	1.4 5.7	0.3% 1.3%	1 3.5
CAPS (2006)	19〜90	4.2	Mean CCA IMT	4分位	5,052	<0.63 (lowest) ≧0.79 (highest)	6/1218 59/1,277	0.5 4.6	0.1% 1.1%	1 2.35

CHS：Cardiovascular Health Study[4]，ARIC：Atherosclerosis Risk in Communities Study[5]，Rotterdam study[7]，Kitamura et. al[6]，CAPS：Carotid Atherosclerosis Progression Study[8]

（山上　宏：頸動脈超音波検査による血管イベントのリスク評価．Vascular Lab 5：26-32, 2008 より一部改変）

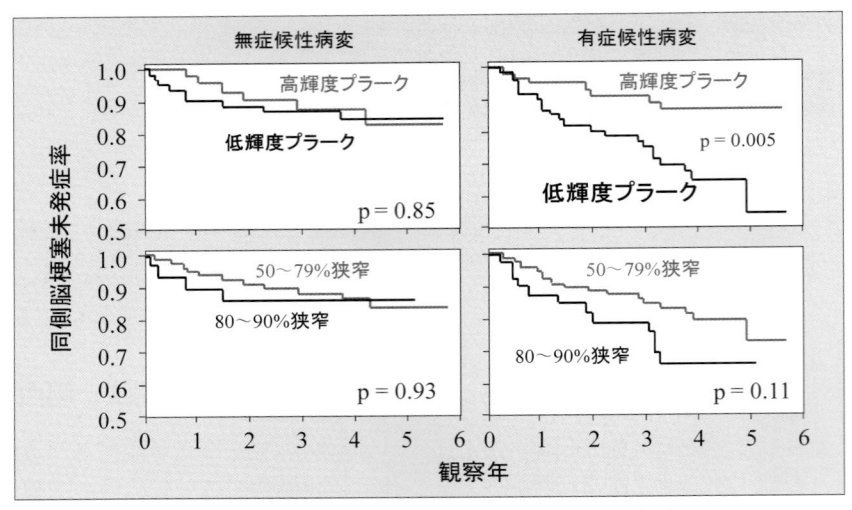

図1 頸動脈プラーク輝度および狭窄度と脳梗塞
症候性頸動脈狭窄では低輝度プラークが高輝度プラークよりも有意に同側脳梗塞の発症が多いが，無症候性狭窄では明らかな差がなかった．低輝度プラークは Gray Scale Median が 74 未満のもの．
（Gronholdt ML, et al. Circulation 104：68-73, 2001[14]より改変）

性別や，高血圧・糖尿病・脂質代謝異常・喫煙といった他の危険因子で補正しても IMT の肥厚は脳卒中発症の独立した危険因子である．これらの研究のメタアナリシスによると，総頸動脈の IMT が 0.1 mm 肥厚するだけで脳卒中発症率は 18％も増大する[9]．

したがって，総頸動脈 IMT が 1 mm を超えるような動脈硬化が進展した患者では，脳卒中および心血管疾患の発症予防がきわめて重要となる．降圧薬[10]やスタチン[11]，インスリン抵抗性阻害薬[12]などの薬物治療介入によって，IMT の進展予防あるいは退縮が得られるという数多くの報告があり，これらの薬剤を用いて危険因子を厳密に管理する必要がある．

B 頸動脈プラーク

頸動脈プラークは血管壁の限局した隆起性病変と定義されており，動脈壁のびまん性変化である IMT 肥厚とは異なった病態を示していると考えられる．プラークの存在だけでなく，その表面性状や超音波輝度などの質的評価が脳血管障害発症の予測因子であるという報告が数多くなされている．

Rotterdam Study[13]では，頸動脈にプラークが存在するだけで脳卒中および脳梗塞発症リスクが高くなることが示された．また，脳梗塞の病型別の検討では，プラークの数が増えるとラクナ梗塞や前方循環系の非ラクナ梗塞のリスクは高くなるが，後方循環系の非ラクナ梗塞とは関係しなかった．頸動脈プラークの性状について Kitamura ら[6]は，表面不整あるいは潰瘍形成を伴う例では，プラークを有さない例に比して脳卒中発症リスクがそれぞれ 3.9 倍，6.7 倍高くなることを報告し，石灰化を伴わない方が石灰化プラークよりもリスクが高いこと，プラーク内部性状の均一・不均一ではリスクに差がないことを示している．

頸動脈プラーク超音波輝度と病理組織像との比較研究から，低輝度を示すものは脂質やプラーク内出血を多く含む不安定なプラークであると考えられている．定性的および定量的評価において，低輝度プラークは同側脳梗塞発症の独立した危険因子であることが報告されている[14]（図1）．スタチン[15]やインスリン抵抗性阻害薬[16]の内服によって頸動脈プラーク超音波輝度が上昇することが報告されており，動脈硬化病変の安定化作用が示唆される．

超音波検査以外にプラークの性状を評価する方

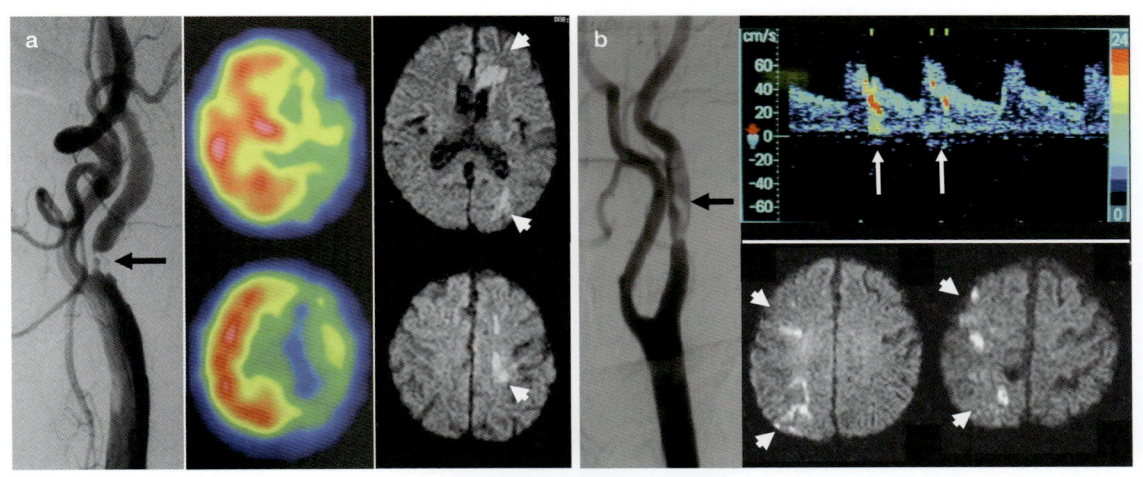

図2　頸動脈狭窄による脳梗塞

a：血行力学性機序による脳梗塞．左：脳血管造影検査で左内頸動脈起始部に高度狭窄を認める（黒矢印）．中：脳血流SPECTで，左内頸動脈領域の血流低下を認める．右：頭部MRI拡散強調画像で，境界域に脳梗塞を認める（白矢頭）．

b：塞栓性機序による脳梗塞．左：脳血管造影検査で右内頸動脈の中等度狭窄および血管内血栓を認める（黒矢印）．右上：経頭蓋ドプラ検査で，右中大脳動脈の血流に微小塞栓信号が検出される（白矢印）．右下：頭部MRI拡散強調画像で，右大脳半球皮質に散在する脳梗塞を認める（白矢頭）．

（中原一郎（編），滝　和郎（監）：頸動脈ステント留置術．メジカルビュー社，東京，p12，2008より引用）

法として，近年FDG-PET[17]やMRI[18,19]の有用性が注目されている．FDG-PETではプラークにおける炎症反応の存在が，MRIではプラーク内出血や繊維性皮膜の断裂，造影剤を用いたマクロファージの存在などが，プラークの不安定性と関連することが示唆されている．

C 頸動脈狭窄症

頸動脈狭窄症は，その多くが粥状動脈硬化性病変によって総頸動脈あるいは頭蓋外内頸動脈が狭窄を呈するものであり，アテローム血栓性脳梗塞の重要な原因の一つである．虚血性脳血管障害の既往を有する患者の10〜20％に頸動脈狭窄が認められ，65歳以上の一般住民においても50％以上の中等度狭窄が5〜10％，80％以上の高度狭窄が1％程度の頻度で存在し，高齢者ほどその頻度は高くなる[20]．わが国でも50歳以上の一般健康住民を対象とした調査で，超音波検査による面積狭窄率50％以上の頸動脈狭窄の頻度は4〜9％[21]であり，欧米における頻度とほぼ同程度であることが示されている．

頸動脈狭窄症を原因とする脳虚血の発症機序は，①血行力学性，②塞栓性，③両者の混在したものに分類される．血行力学性機序による脳虚血は，頸動脈の高度狭窄により脳動脈の灌流圧が低下することによって，中大脳動脈と前大脳動脈，中大脳動脈と後大脳動脈，中大脳動脈の皮質枝と穿通枝など，血管支配の境界領域に生じやすく，繰り返す一過性脳虚血発作（transient ischemic attacks：TIA）や進行性の脳梗塞を起こすことが多い（図2a）．このような脳梗塞を，血行力学性脳梗塞（hemodynamic infarction）あるいは分水嶺域脳梗塞（watershed infarction）という．塞栓性機序による脳虚血は，粥状動脈硬化病変の破綻や狭窄部位での内皮傷害によって形成された血栓（主に血小板を主体とする白色血栓）が脳動脈を閉塞して生じ，発症は突発性で内頸動脈領域の大脳皮質に小さな脳梗塞が多発することが多いが（図2b），時に中大脳動脈や前大脳動脈の主幹部の閉塞をきたす場合もある．このような脳梗塞は，動脈原性塞栓症（artery to artery embolism：A to A embolism）という．血行力学性と塞栓性が混在した脳虚血は，狭窄による脳灌流圧

表2　内頸動脈狭窄症に対する内科治療群での発症リスク

対象	症候性頸動脈狭窄				無症候性頸動脈狭窄	
研究	NASCET			ECST	ACAS	ACST
診断法	脳血管造影			脳血管造影	脳血管造影または超音波	超音波
診断基準	NASCET法による計測			ECST法による計測	ドプラ法ではPSV≧260 cm/s	血管径で60%以上狭窄
狭窄率	≧70%	50〜69%	<50%	≧80%	≧60%	≧60%
例数（人）	331	428	690	220	834	1560
発症リスク予測（年）	2	5	5	3	5	5
イベント（%）						
同側脳卒中	26.0 (13.0/年)	22.2 (4.4/年)	18.7 (3.7/年)	20.6* (7.0/年)	11.0 (2.2/年)	2.2/年
脳卒中	27.6 (13.8/年)	32.3 (6.5/年)	26.2 (5.2/年)		17.5 (3.5/年)	11.0 (2.2/年)
脳卒中または死亡	32.3 (16.2/年)	43.3 (8.7/年)	37.0 (7.4/年)	26.5* (8.6/年)	31.9 (6.4/年)	

*ECSTではmajor strokeの発症率.
NASCET：North American Symptomatic Carotid Endarterectomy Trial, ECST：European Carotid Surgery Trial, ACAS：Asymptomatic Carotid Atherosclerosis Study, ACST：Asymptomatic Carotid Surgery Trial.
（山上　宏：頸動脈超音波検査による血管イベントのリスク評価．Vascular Lab 5：26-32, 2008 より一部改変）

低下のために境界領域への動脈原性塞栓が wash-out されず脳梗塞を発症するという機序が考えられており[22]，臨床においてはこの混在型が少なくない．

D 頸動脈狭窄症の脳卒中発症リスク

頸動脈狭窄症に対する内膜剥離術（carotid endarterectomy：CEA）の有効性を検討した主な研究における，狭窄の診断法と内科治療群での脳卒中発症リスクを表2に示す．

症候性頸動脈狭窄に対する内科治療での同側脳卒中発症率は，North American Symptomatic Carotid Endarterectomy Trial（NASCET）[23]では2年間に26%，European Carotid Surgery Trial（ECST）[24]では3年間に20.6%ときわめて高率であり，このような病変に対しては，CEAを行うことにより同側脳卒中の発症を有意に予防できることが明らかにされている．

一方，60%以上の無症候性頸動脈狭窄における内科的治療での脳卒中発症リスクは，Asymptomatic Carotid Atherosclerosis Study（ACAS）[25]やAsymptomatic Carotid Surgery Trial（ACST）[26]などの結果から5年間で約11%であり，症候性の場合より明らかに低い．このような無症

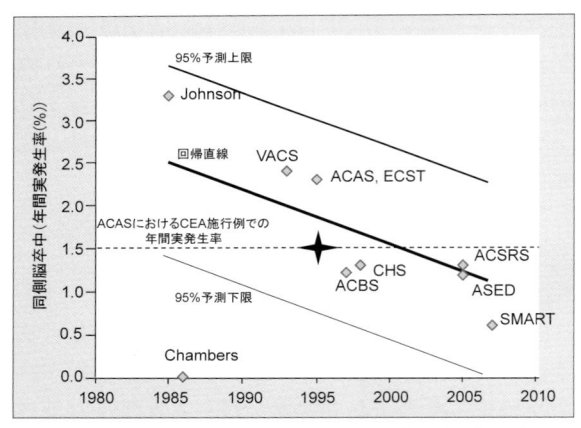

図3　内科治療での同側脳卒中発症率の経時的変化
表1の各研究を発表年ごとにプロットすると，脳卒中発症率は低下してきていることが示される．中央の十字印と点線は，1995年発表のACASにおけるCEA施行例での同側脳卒中発症率を表す．
（Abbott AL. Stroke 40：e573-583, 2009[28] より一部改変）

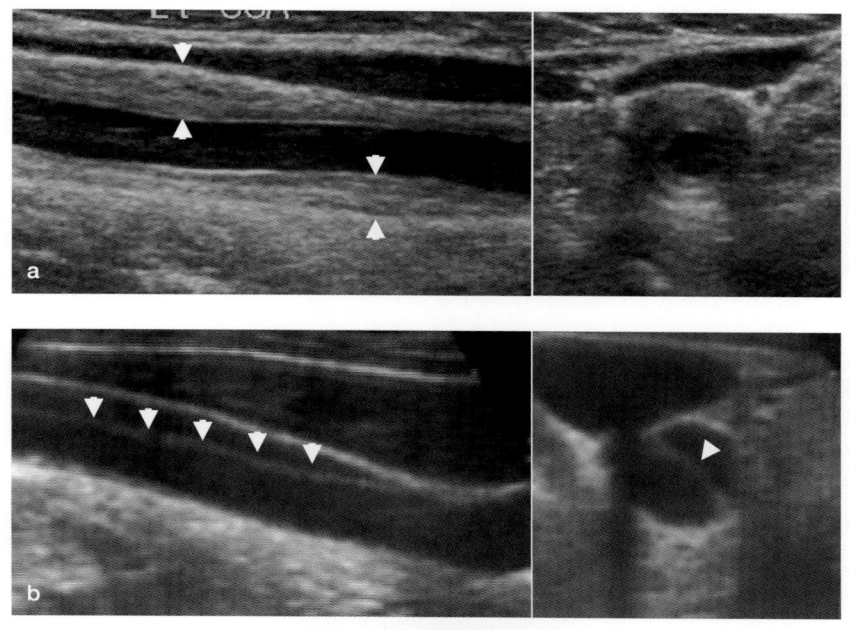

図4　特殊な頸動脈病変
a：大動脈炎症候群．総頸動脈の全周性内中膜肥厚（マカロニサイン）が特徴的な所見である（矢頭）．
b：胸部大動脈解離例．総頸動脈に解離が及ぶとフラップが観察される（矢頭）．

候性頸動脈狭窄に対してCEAを行うことにより，脳卒中および死亡のリスクは内科治療に比べて31％低下するが，その絶対的な発症率低下は3年間で約3％程度である[27]．最近，Abott[28]は無症候性高度頸動脈狭窄における内科治療の報告について検討し，発表された年代が下るにしたがって，脳卒中の発症率が低下していることを示した（**図3**）．これは1980年代半ば以降に，抗血小板薬，スタチン，降圧薬，インスリン抵抗性阻害薬，その他の血管保護作用を有する薬物の普及により，いわゆるbest medical treatmentが進歩したことや，喫煙者や虚血性心疾患の既往を有する患者の割合が減少したことが影響していると考えられる．したがって無症候性頸動脈狭窄については，個々の患者のリスクを十分に評価したうえでCEAを施行することが望ましい[20]．

E その他の頸動脈病変

大動脈炎症候群では，総頸動脈IMTの全周性肥厚が認められる（**図4a**）．横断像での所見からマカロニサインといい，大動脈炎症候群に特異的な所見であり，診断的価値が高い．頸動脈分岐部から内頸動脈にかけての内中膜は侵されないことが多く，総頸動脈が閉塞しても外頸動脈から内頸動脈への側副血行が保たれるため，脳梗塞の発症は比較的少ない[29]．

大動脈解離が頸動脈に進展した場合に，頸動脈内にフラップが観察される（**図4b**）．胸背部痛の訴えがなく，脳虚血症状を初発とする急性大動脈解離は稀ではないが，このような場合にt-PA静注療法を行うことはきわめて危険であるため，超急性期に頸動脈エコーを行い，大動脈解離を否定することが有用である[30]．

まとめ

以上のように，頸動脈エコーによる頸動脈病変の評価は，虚血性脳血管障害の発症予防から急性期の診断，治療に至るまできわめて重要な役割を果たしており，脳卒中臨床において必須の検査であるといえる．

6 頸動脈病変と冠動脈疾患

大阪大学大学院医学系研究科 内分泌代謝内科　片上　直人
大阪警察病院 内科　小杉　圭右

A　頸動脈病変の評価

　頸動脈はアテローム性動脈硬化の好発部位であり，頸動脈における動脈硬化性病変は，脳血管障害や冠動脈疾患との関係が深いことが剖検などを通じて明らかにされている．頸動脈病変の評価は，超音波（頸動脈エコー検査），血管造影法，MRAなどにより可能だが，頸動脈エコー検査は，非侵襲的かつ簡便，比較的低コストであるため，頭蓋外頸動脈の評価法としてもっとも汎用される．頸動脈エコー検査は，頭蓋外頸動脈の壁内，表面，内腔の状態から動脈硬化を視覚的かつ定量的に捉えられるだけでなく，ドプラ法を用いることで，血流の評価も可能であり，頸動脈病変の評価に優れている．特に，Bモード法で測定した頸動脈内膜中膜複合体厚（intima media thickness：IMT）は病理学的に評価した実際の内膜中膜複合体の厚さとよく相関し，定量性および再現性に優れた指標である．頸動脈IMTは経食道エコーで観察された大動脈のIMTともよく相関し，全身の動脈硬化の程度を反映する指標と考えられている．

B　頸動脈エコー所見と冠動脈疾患との関連（横断研究の結果から）

1．頸動脈エコー所見と冠動脈硬化症

　Woffordらは冠動脈疾患を疑われた患者468名を対象に冠動脈造影と頸動脈エコーを行い，頸動脈硬化の強い群では弱い群に比較して多枝病変の頻度が数倍高いことを示した．筆者らも，頸動脈壁の最大肥厚度が，冠動脈造影検査上狭窄を示した分枝数と強く相関することを報告している．

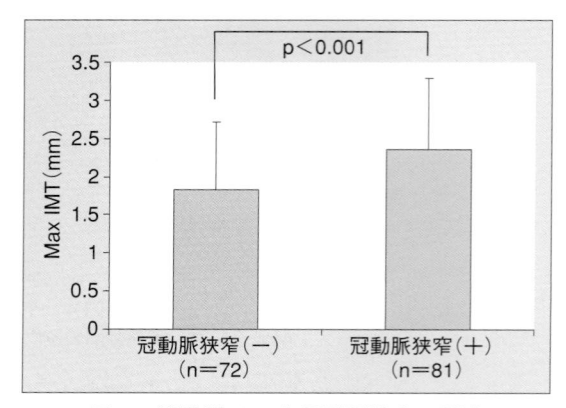

図1　頸動脈IMTと冠動脈狭窄の関連
糖尿病患者を対象に，頸動脈IMTと冠動脈狭窄の有無を横断的に検討．冠動脈狭窄がある群ではIMTが有意に肥厚していた．

　Hultheらは冠動脈硬化と頸動脈球部の壁肥厚度との間には強い相関（r＝0.68）が認められることを報告している．また，筆者らは最近，日本人糖尿病患者を対象に，64列MDCTにて評価した冠動脈病変と頸動脈エコー所見との関連を検討している．その結果，CT上の冠動脈狭窄を認める症例では，頸動脈のIMTが有意に肥厚していること，IMTによる冠動脈狭窄例の予測能は非常に良好であることが明らかになっている（図1）．

2．頸動脈エコー所見と冠動脈疾患

　頸動脈エコー所見と心筋虚血との関連が日本人を対象にして検討されている．Nagaiらは高齢者を対象とした研究で，運動負荷心電図上で心筋虚血陽性所見を示す群では頸動脈IMTが有意に肥厚しており，IMTが0.1mm増加すると心筋虚血陽性所見が1.9倍増えると報告している．境界型耐糖能異常者と2型糖尿病患者を対象としたYamasakiらの検討でも，IMTが1.1mm未満

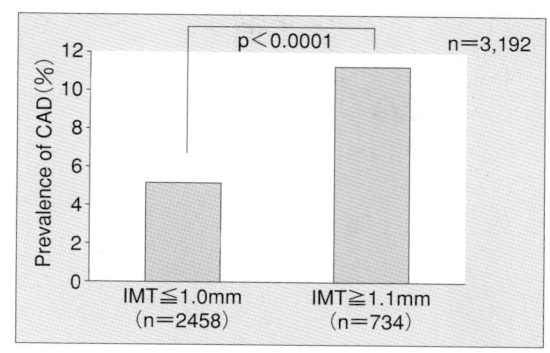

図2 頸動脈病変と冠動脈疾患の有病率
糖尿病患者を対象に，頸動脈IMT肥厚の有無と冠動脈疾患の有無を横断的に検討．IMT肥厚（≧1.1mm）のある群では，IMT肥厚のない群に比較して冠動脈疾患の有病率が有意に高かった．

の群では心電図上虚血性変化を認める症例はほとんどないが，IMTが1.1mm以上の群では約10％に心電図上の虚血性変化が認められた．

頸動脈エコー所見と冠動脈疾患との関連は多くの研究を通じて証明されている．Salonenらは，1,257人の中年のフィンランド人を対象にした検討の結果，総頸動脈のmax IMTが0.1mm増加するごとに心筋梗塞のリスクが11％増加するとしている[1]．O'Learyらは，高齢者（65歳以上，5201名）を対象に頸動脈エコーを施行し，冠動脈疾患と相関が強い指標は内頸動脈のmax IMTであり，脳卒中の罹病ともっとも相関が強い指標は総頸動脈のmax IMTであるとしている．筆者らも，3,192人の糖尿病患者を対象に，IMTと冠動脈疾患の関連を解析した結果，IMTが1.1mm以上の患者では，1.0mm以下の患者に比較して冠動脈疾患の有病率が有意に高い（5.2％ vs. 11.3％, $p<0.0001$）ことを見出している（図2）．

C 心血管イベントの予測因子としてのIMT（観察研究の結果から）

Kuopio Ischemic Heart Disease Risk Factor Study（KIHD）はフィンランドの一般住民1,288人を対象に平均2.5年間にわたり頸動脈病変と冠動脈イベントの関係を調べた前向き試験であるが，観察開始時に頸動脈病変のない群に比較して，総頸動脈または球部に何らかの構造上の変化を認める群は3.29倍，IMT肥厚（>1.0mm）群は2.17倍，プラークのある群は4.16倍，狭窄のある群は6.71倍，冠動脈イベントのリスクが高いことが示された[2]（図3）．Rotterdam Studyでは高齢者（55歳以上，7,983人）の総頸動脈IMTを測定し，平均2.7年間，脳卒中と心筋梗塞の発症を追跡した．脳梗塞および心筋梗塞の発症にかかわるIMTの標準偏差（0.163mm）に対するオッズ比は，それぞれ1.41倍（41％のリスク上昇），1.43倍（43％のリスク上昇）であった．Atherosclerosis Risk in Communities（ARIC）studyでは，心血管疾患を合併しない45～64歳の一般住民12,841人を対象に，4～7年間冠動脈イベントの発症を追跡した結果，mean IMT>1mmの群では<1mmの群に比較して，冠動脈疾患の発症リスクが有意に高いことが明らかにされている[3]．Cardiovascular Health Studyでは，高齢者（65歳以上，5858名）を対象に，max IMTと心血管イベント発生との関連性を6.2年間追跡し，IMTが高いほど心筋梗塞および脳卒中の発症率が高いことを報告した[4]（表1）．筆者らも糖尿病患者を対象にIMTと心血管イベント発生との関連性を3年間観察し，観察開始時のIMT値が冠動脈硬化症発症の強い予測因子であることを確認している[5]．

また，一般人口を対象とした八つのスタディのメタアナリシス（総計37,197人，平均観察期間5.5年）の結果，年齢および性別調整後の総頸動脈IMTが平均値より1SD大きいことによる心筋梗塞の相対危険度は1.26倍（95％ CI, 1.21～1.30），脳卒中の相対危険度は1.32倍（95％ CI, 1.27～1.38），総頸動脈IMTが平均値より0.10mm大きいことによる心筋梗塞の相対危険度は1.15倍（95％ CI, 1.12～1.17），脳卒中の相対危険度は1.18倍（95％ CI, 1.16～1.21）であった．さらに，ほかの古典的な冠危険因子を調整しても，やはり，IMTは心血管イベントの独立した予測因子であることが確認された．このように，メタアナリシスの結果からも，頸動脈IMTが将来の心血管イベントの予測因子になりうること，古典的危険因子の評価のみでは得られない情報を提供してくれることが確認された．

第Ⅳ章 頸動脈病変の意義

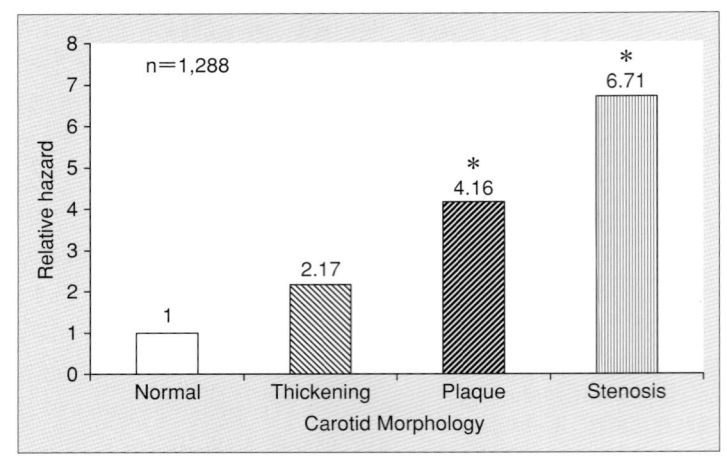

図3 頸動脈病変と冠動脈イベントの発症リスク
一般住民を対象に，頸動脈病変と冠動脈イベントの関係を前向きに観察．観察開始時に頸動脈病変のない群に比較して，IMT 肥厚（>1.0 mm）群は 2.17 倍，プラークのある群は 4.16 倍，狭窄のある群は 6.71 倍冠動脈イベントのリスクが高かった．
（Salonen JT, Salonen R：Arteriosclerosis Thromb 11：1245, 1991[2]）より改変）

表1 頸動脈エコー所見と冠動脈疾患のリスク

観察開始時の 頸動脈エコー所見	冠動脈疾患の発症リスク (Odds ratio [95% CI])
頸動脈の狭窄率（％）	
0	1.00
1～24	1.50 [1.26-1.77]
25～49	2.28 [1.91-2.71]
50～74	2.38 [1.75-3.24]
75～100	3.90 [2.43-6.25]
頸動脈 IMT-CCA（mm）	
第1四分位（<0.870）	1.00
第2四分位（<0.972）	1.15 [0.95-1.39]
第3四分位（<1.102）	1.37 [1.14-1.64]
第4四分位	1.78 [1.48-2.12]
頸動脈 IMT-ICA（mm）	
第1四分位（<0.915）	1.00
第2四分位（<1.382）	1.19 [0.97-1.45]
第3四分位（<1.960）	1.80 [1.48-2.19]
第4四分位	2.84 [2.35-3.43]

（O'Leary DH, et al. Stroke 23：1752-1760, 1992[4]）より改変）

D 心血管イベントの代替指標としての IMT（介入試験の結果から）

前記のように，観察研究の結果から，IMT などの頸動脈エコー所見が，冠動脈疾患を含む心血管イベントの有用な予測因子となることは明らかである．それでは，頸動脈エコー所見は，心血管イベントの抑制を目的とした種々の薬剤の治療効果を評価するための代替指標となりうるのだろうか．薬剤の投与により古典的危険因子を是正することで，IMT の進展抑制とともに心血管イベントの発症抑制が得られることを確認する必要がある．

IMT を主要評価項目とした臨床試験は既に多数行われており，冠危険因子の是正により IMT の進展抑制あるいは退縮がみられたとの報告も多数みられる．この中には，心血管イベントの発症率も同時に評価されている試験もいくつかある．たとえば，2 年間のコレステロール低下試験を終了した冠動脈バイパス術既往男性患者（40～59歳）を対象として，コレスチポール-ナイアシン投与のイベント抑制効果を検討した CLAS（Cholesterol Lowering Atherosclerosis Study）試験では，IMT と冠動脈疾患の関連を平均 8.8 年追跡調査した結果，IMT の年平均進展度が大きいほど，全冠動脈イベントおよび冠動脈疾患による死亡のリスクが高いことが示されている[6]．また PLAC-Ⅱ（Pravastatin, Lipid, and Atherosclerosis in the Carotid Arteries）研究では，冠

表2 スタチンによるIMT進展抑制効果と心血管イベント抑制効果

臨床試験	対象患者数	使用されたスタチン	IMT進展抑制効果 (mm/yr)：mean [95% CI]	心血管イベント抑制効果 Odds Ratio [95% CI]
ACAPS	919	lovastatin	−0.015 [−0.023, −0.007] (p=0.001)	0.34 [0.12, 0.69]
KAPS	447	pravastatin	−0.014 [−0.022, −0.006] (p=0.005)	0.57 [0.22, 1.47]
PLAC-II	151	pravastatin	−0.009 [−0.031, 0.013] (p=0.44)	0.37 [0.11, 1.24]
CAIUS	305	pravastatin	−0.014 [−0.021, −0.005] (p=0.0007)	1.02 [0.14, 7.33]
REGRESS	255	pravastatin	−0.030 [−0.056, −0.004] (p=0.002)	0.51 [0.24, 1.07]
BCAPS	793	fluvastatin	−0.008 [−0.013, −0.003] (p=0.002)	0.64 [0.24, 1.66]
FAST	164	pravastatin	significant benefit (p<0.001)	0.32 [0.10, 1.06]
Pooled Estimate			−0.012 [−0.016, −0.007]	0.48 [0.30, 0.78]

ACAPS：the Asymptomatic Carotid Artery Progression Study／**KAPS**：the Kuopio Atherosclerosis Prevention Study／**PLAC-II**：the Pravastatin, Lipid, and Atherosclerosis in the Carotid Arteries Study／**CAIUS**：the Carotid Atherosclerosis Italian Ultrasound Study／**REGRESS**：the Regression Growth Evaluation Statin Study／**BCAPS**：the Beta-Blocker Cholesterol Lowering Asymptomatic Plaque Study／**FAST**：the Fukuoka Atherosclerosis Trial
(Espeland MA, et al. Curr Control Trials Cardiovasc Med 6：3, 2005[7]より改変)

動脈疾患を有する脂質異常症患者を対象に，プラバスタチン（10～40 mg/日）またはプラセボを無作為に投与し，IMTの経時的変化とイベント発生を評価したところ，プラセボ群に比較してプラバスタチン群では，脂質パラメーター，総頸動脈のIMT進展率，全死亡および非致死的心筋梗塞の複合エンドポイント発生率の有意な減少が認められた．

一方，その他の多くの試験では，IMTの進展抑制効果と心血管イベントの発症抑制効果との間に正相関の傾向は認められるものの，はっきりとした関連が確認されているわけではない．表2は，スタチンの抗動脈硬化を評価した臨床試験のうち，IMTを主要評価項目とし，心血管イベントに関しても情報が公開されている七つの試験の結果を示したものであるが，すべての試験でIMTの変化率と心血管イベントの発症率の間にはっきりとした関連が認められるわけではない．しかし，これらの試験のメタアナリシスでは，平均0.012 mm/年のIMT退縮は52％の心血管イベント抑制に相当すること，すなわち，スタチン投与によるIMTの進展抑制と心血管イベントの発症抑制との間に関連があることが示唆されている[7]．

E 頸動脈病変の組織性状診断と冠動脈疾患

急性冠症候群の発症メカニズムは，脂質に富み被膜が薄い不安定プラークの破綻と，それに引き続く血栓形成により動脈内腔が閉塞することであるため，プラークの安定性を評価することはリスク評価のうえで重要である．従来，プラークが低エコーであれば不安定病変，高エコーであれば安定病変と予想されてきたが，主観的，定性的な評価にとどまるため，定量的な指標が求められてきた．近年，超音波後方散乱（Backscatter）信号を解析することにより，血管壁の定量的組織性状診断が可能であるという知見が得られている．Integrated Backscatter（IBS）法は超音波後方散乱信号を組織本来の反射波として抽出し，そのパワースペクトラムの積分値として解析する方法で，標的となる組織から反射してくる超音波エネルギーの総和を反映するため，IBUSと組み合わせて冠動脈プラークの組織性状の定量的評価に応用されつつある．

一方，頸動脈壁のIBS値と病理診断結果の照合により，線維性病変に比較して，粥腫性病変や血栓，プラーク内出血病変のIBS値は低値を，石灰化病変のIBS値は高値を示すことが明らかになっており，IBS値を計測することで頸動脈プ

ラークの組織性状の推測も可能である．筆者らの検討では，最近6ヵ月以内に急性冠症候群を発症した患者では，明らかな動脈硬化性疾患を合併しない群に比較して，頸動脈壁肥厚部のIBS値が有意に低値を示し，IBSによる組織性状評価が心血管イベントのリスク判定に役立つ可能性が示唆された[8]．さらに，著者らは未治療の脂質異常症患者では，脂質異常症でない者に比較して頸動脈壁肥厚部のIBS値が有意に低値を示すが，スタチン投与による血清LDLコレステロール値の改善に比例して頸動脈壁肥厚部のIBS値も改善することを報告しており，IBS法を単独あるいはIMTと組み合わせて用いることは，心血管イベントハイリスク群の抽出や薬剤による治療効果の評価に有用かもしれない．

まとめ

頸動脈はアテローム性動脈硬化の好発部位であり，頸動脈における動脈硬化性病変は，冠動脈疾患との関係が深い．頸動脈エコーによる頸動脈病変の評価は，全身の動脈硬化進展度を評価し，冠動脈イベントを予測するのに有用な手段である．特に，IMTの測定は簡便かつ非侵襲的に行えることから，一般集団からハイリスク群をスクリーニングするのに最適な検査法の一つである．

7 頸動脈エコーと末梢動脈疾患

大阪市立大学大学院医学研究科 代謝内分泌病態内科学　小山　英則
同　田中　新二
同　絵本　正憲

A 末梢動脈疾患とは

末梢動脈疾患は四肢の「末梢動脈」に生じた循環障害を意味する．わが国・欧米ともに慢性に動脈閉塞をきたす疾患は，下肢の動脈硬化性疾患である閉塞性動脈硬化症（arteriosclerosis obliterans：ASO）がほとんどであり，末梢動脈疾患と閉塞性動脈硬化症はほとんど同義で用いられている．そのほか，1970年代までわが国で主要な疾患であった閉塞性血栓性血管炎（バージャー病），膝窩動脈捕捉症候群，急性の動脈閉塞症，動脈瘤なども広義の末梢動脈疾患に含まれる．

B 全身の動脈硬化症としての末梢動脈疾患

末梢動脈疾患は，生活様式や食生活の欧米化，また高齢社会の到来などにより，近年著しく増加傾向にある．加齢とともに有病率は増加し，70歳以上では10％以上に達すると想定されている．女性では末梢動脈疾患のリスクファクターとしては，性別（男性），年齢，糖尿病，喫煙，高血圧，脂質異常症などがあげられ，一般的に認知されている動脈硬化症のリスクファクターとほぼ一致するが，特に喫煙と糖尿病の寄与が高いとされている[1,2]（図1）．末梢動脈疾患は他領域の動脈硬化症，つまり冠動脈疾患や脳血管障害を高率に合併しており，その頻度は約70％にものぼる．また，末梢動脈疾患の20.5％は冠動脈疾患，脳動脈疾患を同時に合併するとの報告もある（図2）．また図3に示すように，間歇性跛行までの症状を呈する末梢動脈疾患患者の，5年間に心筋梗塞・脳梗塞などの心血管系疾患を発症する確率は20％に達する．またその間の死亡（15〜30％）の75％を心血管系死亡が占めるとされている．このように，末梢動脈疾患は単なる下肢の血流障害と

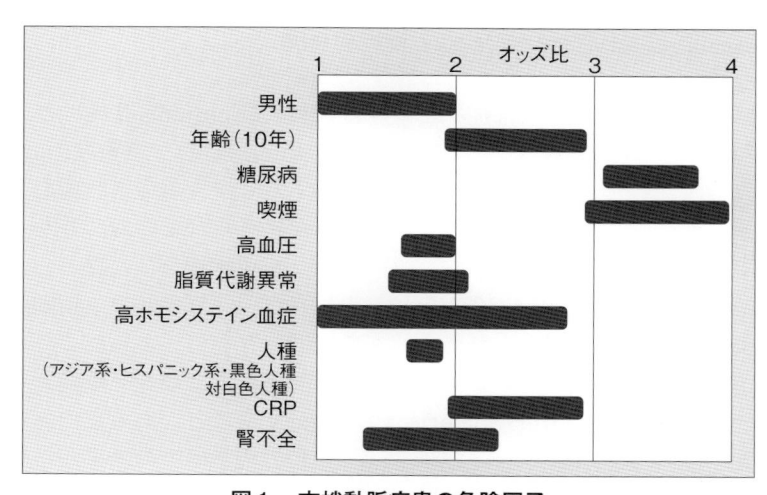

図1　末梢動脈疾患の危険因子

第Ⅳ章　頸動脈病変の意義

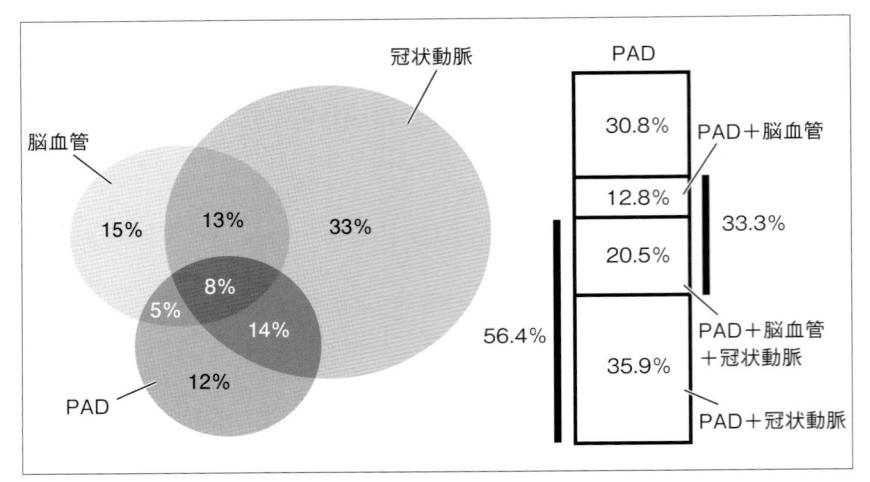

図2　末梢動脈疾患は高頻度でほかの動脈硬化疾患を合併する

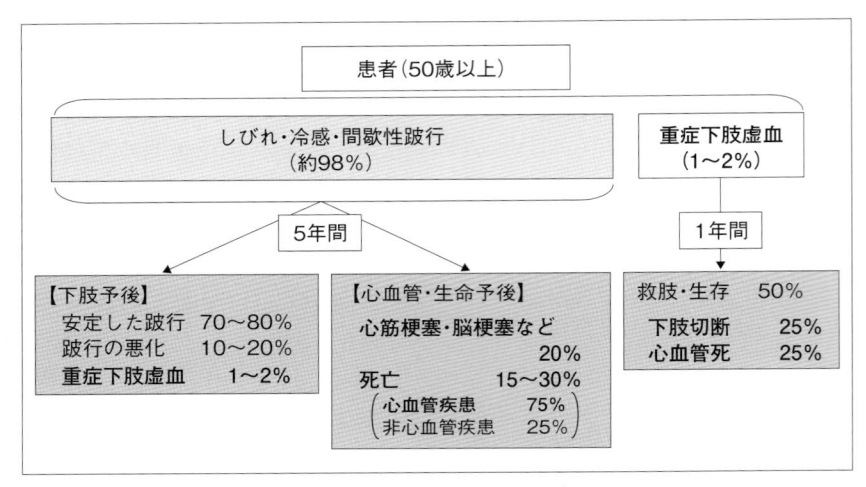

図3　末梢動脈疾患の予後

無症状もしくは軽症であっても，末梢動脈疾患患者の15〜30％が5年以内に死亡し，その75％が心血管系疾患が原因である．また，重症下肢虚血を呈する患者においては1年死亡率が25％と，極めて予後不良である．
(Weitz JI : Circulation 94 : 3026-3049, 1996 より引用)

してだけでなく，全身の動脈硬化症の一部症状としてとらえる必要がある．

C　末梢動脈硬化疾患の分類

末梢動脈疾患の臨床病期分類として，1954年に提唱されたFontaine分類が広く用いられている．2007年に発表されたガイドラインであるTASC Ⅱ (the Trans-Atlantic Inter-Society Consensus Ⅱ) では[1]，末梢動脈疾患を，一定歩行時に下肢痛が生じ，休息により消失する「間歇性跛行」(Fontaine Ⅱ度) と，安静時疼痛・潰瘍 (Fontaine Ⅲ度)・壊疽 (Fontaine Ⅳ度) などを合併する「慢性重症下肢虚血」に分類し，治療方針等が論じられている．しかしもっとも注目すべきは，無症状やしびれなどの非特異的症状のみしか呈さない「無症候性末梢動脈疾患」が無視できない頻度存在し，さらにこれらの患者が間歇性跛行を呈することなく，重症下肢虚血の病状に急速に進行することがある点である．

複数の疫学研究の結果から，無症候性末梢動脈疾患の総有病率は3〜10％であり，70歳以上では

15〜20％と報告されている．おしなべて無症候性末梢動脈疾患の有病率は，症候性の約3〜4倍とされている．PADの自覚症状を有するかどうかは，主として活動レベルによって決まるため，無症状のまま皮膚潰瘍や壊疽などの重症下肢虚血を発症することも少なくない．重症下肢虚血の予後は，1年救肢生存率で50％と非常に不良であり（図3），間歇性跛行までの症状の患者の5年下肢切断率が5％にも満たない点と対照的である．そのため無症候性末梢動脈疾患を早期に発見し，併存疾患のスクリーニングや積極的なリスクファクターの管理を行うことはきわめて重要である．

D 血管超音波法と末梢動脈疾患

血管超音波検査は，非侵襲的かつ簡便に血管の形態を，またドプラ法によりリアルタイムに血流を評価することができる．超音波装置や探触子の技術的改良により，下肢動脈に関しては，腹部大動脈，腸骨動脈領域から末梢の足背動脈に至るまで，病変の範囲や程度の評価や血流測定が可能となっており，前述のガイドラインの一つであるTASC Ⅱのなかでも動脈閉塞性病変の部位特定のための画像診断法として推奨されている[1]．ただし末梢動脈疾患の診療においては，下肢動脈狭窄に対する画像診断としては広範囲にわたる下肢動脈の描出が必要になる．

下肢循環動態は下肢動脈の閉塞病変だけでなく，下肢動脈の弾力性低下・硬化（stiffness）と関連があることが最近明らかになりつつある．すなわち，必ずしも動脈閉塞を伴わない病態においても，下腿動脈壁硬化が血流低下・循環障害を引き起こすという考え方である．筆者らは，明らかな下肢狭窄病変を認めない糖尿病患者を対象に，経皮酸素分圧により評価した末梢循環と大腿動脈超音波検査で測定した動脈壁硬化度の指標 stiffness parameter β が負相関を認めること[3]，また同程度の内膜中膜複合体厚（intima media thickness：IMT）を有する場合，下肢虚血症状を有する患者では無症状症例より stiffness parameter β が高値を示したこと[4]を見出している．これらは，末梢循環の重要な規定因子である動脈壁硬化の評価にも血管超音波が有用であることを示している．

一方で，頸動脈超音波検査（以下，頸動脈エコー）は，脳神経外科領域における頸動脈狭窄の評価だけでなく，動脈硬化症の簡便なスクリーニング検査として，血管超音波検査の中でもっとも普及している検査法である．頸動脈エコーにより簡便に動脈硬化症の評価をすることで，無症候性末梢動脈疾患の早期発見につながることが期待される．

E 頸動脈エコーは末梢動脈疾患のスクリーニング検査となりうるか？

筆者らの施設にて，1,408例（平均年齢62±9歳，男性808例/女性600例）を年代ごとに下肢上肢血圧比（ankle-brachial pressure index：ABI）低値群（0.9未満）と正常群（0.9以上）に分類し，頸動脈エコーを測定した結果を図4に示す．50歳以上の各年代においてABI低値群，すなわち末梢動脈疾患が疑われる患者においてIMTは有意に高値を示し，同年代間でも頸動脈壁が肥厚していることを示している．一方，stiffness parameter β では，同年代内においてABI低値群は正常群に比較して有意な高値を認めないことより，末梢動脈疾患合併の存在は頸動脈の壁硬化性変化が進行しているとは限らないことを示している．

個々の症例の頸動脈血管エコーパラメータとABIとの関連を図5に示す．IMTはABIと弱い負相関係を認めているが，両者が一致していない症例もあり，ABI低値にもかかわらずIMT正常（1.10mm未満）例は4.2％，ABI＞0.9以上にもかかわらずIMT高値（1.10mm以上）例は29.2％であった．このように，頸動脈病変と下肢動脈病変が同程度に進行している症例と一致しない症例があり，注意が必要である．一方，頸動脈 stiffness parameter β とABIの関連性はきわめて低い．両者の方向性が一致しない頻度はABI低値かつIMT正常例は3.9％，ABI正常であるが stiffness parameter β 高値例は43.4％であった．以上のことは，頸動脈血管エコーのパラメータとして形態的変化であるIMTと硬化性変

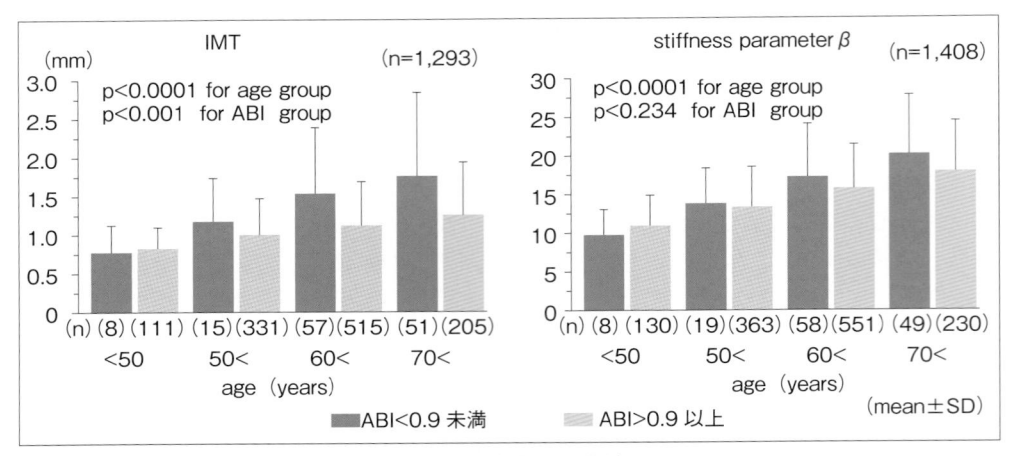

図4 末梢動脈疾患と頸動脈エコー

1,408例を年代ごとにABI低値（0.9未満）と正常群（0.9以上）に分類し，頸動脈血管エコーパラメータを比較した．IMTでは，50歳以上の各年代においてABI低値群，すなわち末梢動脈疾患患者においてIMT高値を示した．一方，stiffness parameter βでは，ABI低値群と高値群で有意差を認めていない．

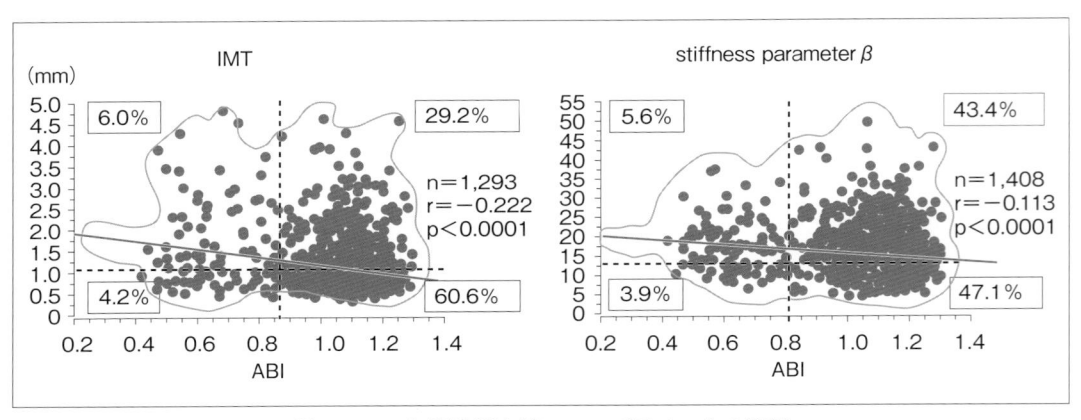

図5 ABIと頸動脈血管エコーパラメータの関係

IMTはABIと−0.222の弱い負相関関係を認め，両者が一致していない例であるABI低値かつIMT正常例は4.2%，ABI正常であるにも関わらずIMT高値例は29.2%であった．
一方，sitffness parameter，ABIとの関連は極めて弱く，両者の方向性が一致していない例であるABI低値かつIMT正常例は3.9%，ABI正常であるがstiffness parameter高値例は43.4%であった．

化であるstiffness parameter βを比較すると，IMTがより強く末梢動脈疾患と関連し，その背景として危険因子の共通性が高いことが関与すると考えられる．

まとめ

末梢動脈疾患のスクリーニング検査としては，ABI以外の非侵襲的検査法はいずれも一般的ではない．末梢動脈疾患が全身の動脈硬化症の一症状であることから考えると，非侵襲的にかつ簡便に動脈硬化の評価が可能である頸動脈エコーは，末梢動脈疾患のスクリーニング検査として有用である可能性は高い．頸動脈エコーが広く普及しているなかで，末梢動脈疾患，特にその半数以上を占める無症候性末梢動脈疾患を早期に発見し，併存疾患やリスクファクターを積極的に管理することで，末梢動脈疾患の重症化を防ぎ，また生命予後改善にもつながることが期待される．

第V章

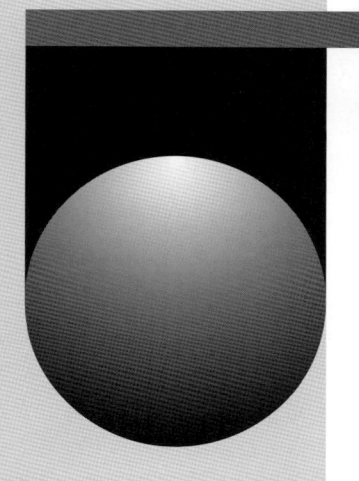

頸動脈病変に対する治療

1 内科的治療法

財団法人東京都保健医療公社大久保病院脳卒中センター神経内科／東京女子医科大学神経内科

堤　由紀子

　頸動脈狭窄は North American Symptomatic Carotid Endarterectomy（NASCET）[1]，European Carotid Surgery Trial（ECST）[2] の大規模研究では，70％以上（NASET分類）の狭窄は内科的治療よりも carotid endarterectomy（CEA）の外科的治療が有効であり，50～69％ではやや外科的治療が有効，50％以下の狭窄では内科的治療が有効，一過性黒内障を伴う場合は50％以上の狭窄で外科的手術が有効[2]との結果が出ている．したがって50％以下の頸動脈狭窄では，狭窄の進行をいかに内科的治療で防ぐかが重要なポイントとなる．

　現在のところ頸動脈狭窄に対する薬剤の進行を確実に防ぐ治療法は確立されていないが，脂質異常症と高血圧症の治療薬で，内中膜複合体厚（intima media thickness：IMT）の肥厚予防に対する大規模研究が行われている．今までに結果の出た研究について，IMTの変化の結果を表示する．ただし，IMTの測定部位や測定方法が一定せず，降圧効果や脂質異常症の改善の程度が各試験で異なり，それぞれの研究を比較することは困難である．2006年発表の日本脳神経超音波学会のガイドラインでは，総頸動脈の遠位壁（far wall）でのIMT測定が，再現性と信頼性が高い．

A 脂質異常症の治療

　スタチン投与の研究が多く行われている（表1）[3]．プラセボとの比較ではほとんどのスタチン製剤で有意差が認められているが，IMTの縮小効果はLDL低下率に関連するため strong statin で大きい（図1）．ビタミンEでの効果はない．小規模の検討であるが，EPAでも有効性が認められている[4]．MRIでの頸動脈狭窄の不安定プラーク変化に対する研究では，ORION研究では，スタチン製剤は狭窄率の変化はなくても，不安定プラークを安定化させ，狭窄の進展を予防する[5]．

B 高血圧症の治療

　頸動脈の動脈硬化の進展は降圧によって抑制（表2）[6]されるが，カルシウム拮抗薬の有効性は利尿薬やβ遮断薬よりも大きく，ACE阻害薬の効果は利尿剤の効果より大きいといえる．ARBは，カルシウム拮抗薬にくらべて脳卒中再発率は減少するが，IMT縮小効果はカルシウム拮抗薬ほどの良好な結果は得られてない．

　以前，厳密な降圧は脳梗塞再発の危険性があると考えられ，血圧を高めに維持する傾向にあったが，頭蓋内狭窄での脳梗塞発症率は，血圧が160/90以上の症例は高く，反対に110/79以下では少ない[7]．内頸動脈の70％以上狭窄例での収縮期血圧は，一側の場合，130～149，両側性の場合は150～169にコントロールするのがよい[8]．

C 抗血小板薬と糖尿病の併用治療

　抗血小板薬については，IMT変化に関しての大規模研究はほとんどされていない．小規模の検討では，糖尿病患者で抗血小板薬の cilostazol はプラセボに比べIMTの進展を予防している[9]．

　糖尿病治療では，pioglitazone は glimepiride に比べ有効性がある[10]．

1. 内科的治療法

表1 脂質異常症治療における IMT 変化

IMT Study	Medication	方法・部位	ΔCarotid IMT mm	報告	備考
ACAPS	lovastatin	mean	−0.0003/1.5 y	1999	
ARBITER	atorvastatin	CCA	−0.0003/1.5 y	2002	
	pravastatin	CCA	+0.025/1.5 y		
ASAP	simvastatin	mean	+0.036/2 y	2001	家族性脂質異常症
	atorvastatin	mean	−0.031/2 y		
ASAP	vitamine C・E	max IMT	+0.010/y	2003	
	placebo	max IMT	+0.014/y		
BCAPS	fluvastatin	CCA	−0.005/y	2001	
	metopronol	CCA	−0.005/y		
	fluvastatin	Bulb	+0.170/y		
	metopronol	Bulb	+0.154/y		
CAIUS	pravastatin	mean	−0.0043/y	1996	
	placebo	mean	+0.089/y		
HYRIM	fluvastatin	max CCA	+0.049/4 y	2005	
	placebo	max CCA	+0.076/4 y		
KAPS	pravastatin	max IMT	+0.017/y	1995	
	placebo	max IMT	+0.031/y		
MARS	lovastatin	CCA	−0.031/y	1997	
	placebo	CCA	+0.0009/y		
METEOR	rosuvastatin	max IMT	−0.0038/2 y	2007	
	placebo	max IMT	+0.0084/2 y		
PLAC II	pravastatin	CCA	+0.0295/y	1995	
	placebo	CCA	+0.0546/y		
	pravastatin	Bulb	+0.0903/y		
	placebo	Bulb	+0.1042/y		
PREVEND	pravastatin	mean CCA	+0.042/4 y	2005	アルブミン尿症例
	fosinopril + pravastatin	mean CCA	+0.036/4 y		
	placebo	mean CCA	+0.045/4 y		
REGRESS	pravastatin	Rt. CCA	−0.02/2 y	1998	男性
	placebo	Rt. CCA	+0.01/2 y		
SECURE	vitamine E	mean	+0.0180/y	2001	
	placebo	mean	+0.0174/y		

pravastatin：メバロチン®　　　　metopronol：セロケン®
atorvastatin：リピトール®　　　　lovastatin：本邦未発売
simvastatin：リポバス®　　　　　fluvastatin：ローコール®
fosinopril：ACE inhibitor 本邦未発売　　rosuvastatin：クレストール®

D 頸動脈狭窄に対する脳卒中予防の最良な内科的治療としての抗血小板療法

NASCET[1]，ECST[2]，Asymptomatic Carotid Atherosclerosis Study（ACAS）[11] などの CEA の研究ではほとんどアスピリンが投与されており，かつ海外[12]および 2004 年日本脳卒中学会治療ガイドラインでも無症候性頸動脈狭窄に対して，アスピリンなどの抗血小板薬が最良の内科的治療とされている．しかし，Antithrombotic Trialists' Collaboration（ATT）[13]のメタ解析によれば，閉塞性血管障害の高リスク患者におけるアスピリンの血管イベント（脳卒中，心筋梗塞，血管死）低減効果は 23% であり十分とはいえない．

CARESS study[14]では，症候性頸動脈狭窄患者の経頭蓋ドプラでの栓子シグナル検出は，アスピ

第Ⅴ章 頸動脈病変に対する治療

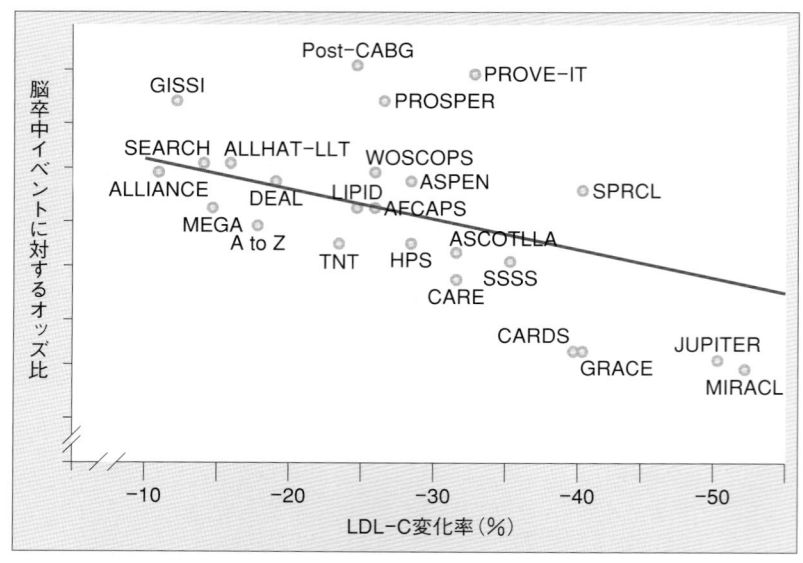

図1 スタチン大規模臨床試験におけるLDL-C低下率と脳卒中イベントに対するオッズ比の関係

（Amarenco P. Lancet Neurol 8：453-463, 2009[3]より）

表2 高血圧症治療におけるIMT変化

IMT Study	Medication	方法・部位	ΔCarotid IMT mm	報告	備考
BCAPS	metopronol	CCA	−0.005/y	2001	
	metopronol	Bulb	+0.154/y		
ELSA	lacidipine	mean	+0.0087/y	2002	
	atenolol	mean	+0.0145/y		
LAAS	atenolol	mean	−0.037/y	2002	
	losartan	mean	−0.038/y		
PHYLLIS	hydrochlorothiazide	mean CCA	+0.010/y	2004	
	fosinopril	mean CCA	−0.002/y		
	hydrochlorothiazide + pravastatin	mean CCA	−0.002/y		
	fosinopril + pravastatin	mean CCA	−0.002/y		
PREVEND	fosinopril	mean CCA	+0.026/4 y	2005	アルブミン尿症例
	placebo	mean CCA	+0.045/4 y		
PREVENT	amlodipine	mean	−0.013/3 y	2000	
	placebo	mean	+0.033/3 y		
SECURE	ramipril（2.5 mg）	mean	+0.0180/y	2001	
	ramipril（10 mg）	mean	+0.0137/y		
	placebo	mean	+0.0217/y		
SILVHIA	irbesartan	CCA	−0.010/2 y	2007	
	atenolol	CCA	+0.030/2 y		

hydrochlorothiazide：ダイクロトライド®
amlodipine：ノルバスク®
losartan：ニューロタン®
irbesartan：イルベタン®
fosinopril：ACE inhibitor 本邦未発売
ramipril：ACE inhibitor 本邦未発売
atenolol：テノーミン®
metopronol：セロケン®
lacidipine：calcium antagonist 本邦未発売

表3 糖尿病症例における血糖降下薬と抗血小板薬のIMT変化

IMT Study・報告者	Medication	方法・部位	⊿Carotid IMT mm	報告	備考
Mitsuhashi	cilostazol control	mean mean	0.011/y 0.046/y	2004	糖尿病症例
Mazzone	pioglitazone glimepiride	mean CCA mean CCA	−0.001/72 w +0.012/72 w	2006	糖尿病症例

cilostazol：プレタール®，pioglitazone：アクトス®，glimepiride：アマリール®

リン単独に比較してアスピリンとクロピドグレルの併用療法で栓子シグナル数の減少を認めたと報告している．ただしわが国では，クロピドグレルとアスピリンの併用療法は出血合併症の危険性から慎重投与とされている．

E 大規模研究での脳梗塞発症抑制報告

最近では，スタチン製剤[3]，ARB・ACE製剤[6]，EPA製剤[15]で，脳卒中の一次・二次予防効果が報告されている．したがって，頸動脈症例での治療に脳卒中発症抑制効果のある薬剤での危険因子管理が大切となる．

まとめ

NASCET，ECST研究は20世紀のエビデンスである．最近では脳卒中予防効果のある薬剤が開発されており，今後，頸動脈狭窄症例の内科的コントロールも，上記の薬物療法によりエビデンスが変わる可能性がある．

2 内頸動脈狭窄症に対する外科的治療

三重大学医学部 脳神経外科
種村　浩

頸部頸動脈狭窄病変に対する血行再建の方法としては、1954年に頸動脈内膜剥離術（carotid endarterectomy：CEA）が初めて紹介され、これまでにNorth American Symptomatic Carotid Endarterectomy Trial（NASCET）[1]をはじめとした大規模臨床試験によってその有用性が認められている。1990年代に入って、より低侵襲な治療オプションとして、ステントを狭窄部に留置し持続的な拡張を保持する頸動脈ステント留置術（carotid artery stenting：CAS）が行われるようになったが、CASはまだ治療として歴史が浅く、CEAほどのエビデンスは蓄積されていない。

現在、頸部頸動脈狭窄症治療のgolden standardはCEAである。CASは、2004年報告のStenting and Angioplasty with Protection in Patients at High Risk for Endarterectomy（SAPPHIRE）trial[2,3]によって、その有効性に関して一定のエビデンスが与えられ、これを受けて2008年4月にわが国においても保険承認された。

A 病変評価・術前評価

診断のためには、超音波検査、MRI・MRA、three-dementional CT angiography（3D-CTA）、脳血管撮影検査などが行われる。

超音波検査は、非侵襲的に簡単に繰り返して行え、real timeに頸動脈狭窄の程度が把握できるだけでなく、病変部のプラークの性状、内膜肥厚の程度を診断できる有効な方法である。スクリーニング検査として広く用いられており、治療後のfollow upにおいても有用である。超音波検査では、断面積での狭窄度評価が行われることも多いが、後述するように、外科的治療の適応を検討するうえでは血管径による評価が必須である。断面積75%狭窄は血管径50%狭窄、断面積90%狭窄でも血管径70%狭窄相当である。MRA、3D-CTAも、撮像法の改良とともに診断精度が向上している。これらの検査により頸動脈狭窄病変が疑われた場合、一般的には確定診断および術前評価のために脳血管撮影を行い、NASCETの計測方法を用いて狭窄の程度を評価し（図1）、手術適応を検討する。また、外科的治療前のMRIで陳旧性脳梗塞だけでなく、diffusion imageにて新しい脳梗塞がないかどうかも検索しておく必要がある。新しい梗塞巣がある場合には、治療後の脳血流増加や抗血小板・抗凝固療法に伴い、出血の危険性が高まる。

SPECTなどによる脳血流測定も必要である。SPECTでは、アセタゾラミド負荷も行って脳血管予備能を評価しておく。血流低下を認め、脳血管予備能が極端に低下している場合は、術中の虚血への耐性低下による梗塞巣の出現や、術後に過灌流による脳出血の危険性が高まる。

頸動脈だけでなく、全身状態の評価を十分に行っておくことが必要である。2008年4月にCASが保険承認されたが、現時点ではその適応に関しては「CEA困難例」に限られている。「CEA困難例」とは、主に全身状態、特に重症合併症例について、全身麻酔など身体的負荷により術後に不具合が生じる危険が高いと判断される症例を指す。CEAが適切なのか、CASが適切なのか、その検討のためにも、虚血性心疾患や心機能、その他の閉塞性血管障害、呼吸器疾患、腎機能障害などを評価しておく。

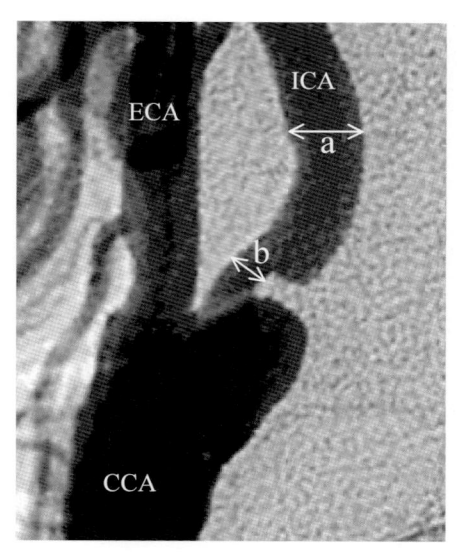

図1 NASCET の内頸動脈狭窄率測定方法
狭窄率＝（1－b/a）×100（％）
CCA：common carotid artery
ECA：external carotid artery
ICA：internal carotid artery

B CEA

　CEA は，実際に頸動脈を切開してプラークを摘出し，頸動脈狭窄を解除する外科手術である．

1．CEA に関する trial

　CEA の適応に関しては，NASCET[1]や European Carotid Surgery Trial（ECST）[4]，The Asymptomatic Carotid Atherosclerosis Study（ACAS）[5]といった前向き無作為化比較試験の結果を経て確立されてきた．

　1991 年の NASCET の報告では，過去 120 日以内に一過性脳虚血発作（transient ischemic attack：TIA）ないし軽症脳卒中発作（nondisabling stroke）をきたした症候性の 70～99％の severe stenosis 群では，2 年間の累積的同側頸動脈卒中率は内科的治療群で 26.0％であるのに対し，CEA 群では 9.0％で，手術による絶対的危険率減少が示された（p＜0.01）．ただし，周術期合併症が 6％以下に抑えられることが条件となっている．同様に，50～69％の moderate stenosis 群では，内科的治療群では 22.2％，CEA 群では 15.7％であり，CEA によって卒中発生率の有意な減少が示された（p＝0.045）．ただし，周術期合併症が 2％以下である場合に限られることも指摘されている．

　無症候性の頸動脈狭窄症に対しては ACAS が有名である．60％以上の無症候性頸動脈狭窄に対する平均 2.7 年の追跡期間の後，同側の卒中および周術期卒中ないし死亡の 5 年以上の総合危険性は，外科的治療群で 11.0％，内科的治療群で 5.1％（p＝0.04）と有意差が証明された．

2．適　応

　上記の報告をもとに米国心臓協会（American Heart Association：AHA）CEA 治療ガイドラインが提示されている[6,7]．その中で適応とされているのは，症候性頸動脈狭窄症では過去 6 ヵ月以内の TIA または軽度の脳卒中発作で 70％以上の狭窄，無症候性頸動脈狭窄症では 60％以上の狭窄であるが，外科的治療の周術期リスク（morbidity and mortality）が前者では 6％以下，後者では 3％以下の場合に限られる．症候性の 50～69％狭窄は適応とされているが，周術期合併症が 2％以下という条件下に限られる．

　これらをまとめると，有効性が証明された CEA の適応は，症候性症例では 70～99％の高度狭窄（周術期リスク 6％以下）と 50～69％の中等度狭窄（周術期リスク 2％以下），無症候性症例では 60％以上の狭窄（周術期リスク 3％以下）となる．

3．手　術

　手技に関しては，皮膚切開，動脈遮断時の内シャントの使用，血管縫合時のパッチグラフトの使用など，術者による相違も多い．局所麻酔でも可能ではあるが，一般的には全身麻酔下に頸動脈分岐部を露出し，総頸動脈から内頸動脈を切開して，中膜-内膜にわたるプラークを剥離切除する（図 2）．

4．合併症

　脳梗塞（動脈遮断・開放時の血栓やプラーク片による遠位塞栓），過灌流症候群（手術前の狭窄が高度でかつ側副血行路が乏しい症例にて術後に過灌流が起こり，脳出血やけいれんなどが生じる），下位脳神経麻痺（手術の操作による舌下神経や上喉頭神経の障害で舌偏位や嗄声，嚥下障害

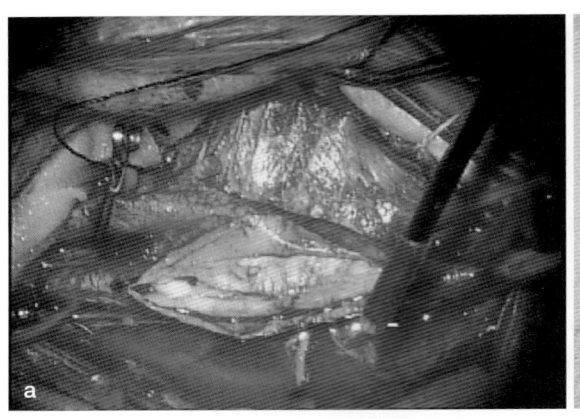

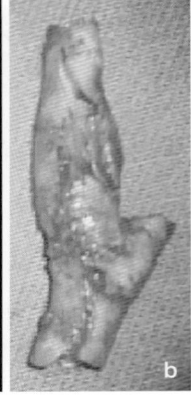

図2 頸動脈内膜剝離術
a：頸動脈を切開し病変を露出．b：一塊として摘出した病変部．

など），縫合不全や出血，創部感染などが生じうる．

C CAS

CEAのようにプラークを実際に切除するのではなく，狭窄部に誘導したステントを拡張させることにより，プラークを圧排し内腔を拡大させるものである．

1．CASに関するtrial

CEAにおけるNASCET, ACASのように，頸動脈狭窄病変に対するCASの有効性を検討するため，多くの大規模臨床試験が行われている．SAPPHIRE trial[2,3]は，CEAの高危険群において，プロテクションデバイスの併用によるCASとCEAの成績を比較した試験である[6]．80％以上の狭窄を有する無症候性内頸動脈狭窄および，50％以上の狭窄を有する症候性内頸動脈狭窄であるが，重篤な心肺疾患，高齢，対側頸動脈閉塞症，対側喉頭神経麻痺，放射線照射後狭窄，CEA後再狭窄のいずれかに相当するためにCEAの高危険群と判断された症例において，CEAとCASの成績を比較し，「CASはCEAに劣らない治療法である」という仮説（非劣性）を証明することが目的とされた．一次エンドポイントは，術後30日以内の死亡，脳梗塞，心筋梗塞，それ以降の同側脳梗塞，神経学的異常に伴う死亡とした．1年後の一次エンドポイントは，CAS群はCEA群より統計学的有意差をもって優れた成績を示し（CAS群：12.2％，CEA群：20.1％，p=0.048)，結論として，高危険群における「プロテクションデバイスの併用によるCASはCEAに劣らない治療法である」ことが証明された．この試験は，CASの有効性が証明されたともいえる画期的なものであり，これがわが国でCASが保険適応となった最大の背景である．しかし，その後に発表されたStent-protected Percutaneous Angioplasty of the Carotid versus Endarterectomy（SPACE)[8]やEndarterectomy versus Angioplasty in Patients with Symptomatic Severe Carotid Stenosis（EVA-3S）trial[9]では，CEAに対するCASの有効性が証明されなかった．ここには，現在はその使用が必須といえるプロテクションデバイスの使用頻度が低いことなど信頼性に乏しい試験デザインであったという問題があり，その結果を鵜呑みにすることはできない．現在進行中のCarotid Revascularization Endarterectomy versus Stent Trial（CREST)[10]は，危険因子をもたない症候性/無症候性病変を対象とした臨床試験であり，その結果が待たれる．

2．適応

わが国でも2008年4月にCASが保険承認されたが，現時点では条件付きのいわば仮承認といえる．保険上のCASの適応は，症候性で50％以上，無症候性で80％以上の狭窄を有し，かつCEA困難な症例に限定されており，施行にあ

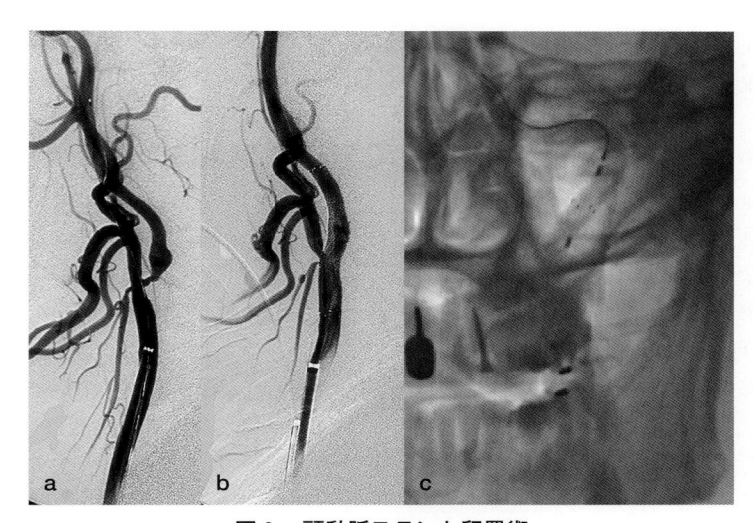

図3 頸動脈ステント留置術
a：治療前．b：治療後．c：Angioguard Xp™ が展開しているところ．

たっては術者・施行施設制限も設けられている．
「CEA困難」の内容は明示されておらず，各施設に一定の裁量権を与えられる形であるが，保険承認の根拠となったSAPPHIRE trial[2,3]で定義されている危険因子などを参考に，高齢者，心疾患，腎疾患，呼吸器疾患，全身麻酔に伴う合併症の危険性が高い症例，狭窄部が第2頸椎以上に及ぶ高位病変，対側閉塞例，CEA後の再狭窄，放射線照射後の狭窄などが「CEA困難例」と判断されている．

3．手　技（図3）

CASの施行にあたっては，遠位塞栓を防ぐためのプロテクションデバイスの使用が必須である．現在のところ，保険承認されているプロテクションデバイスは，フィルター型のAngioguard Xp™のみである．

局所麻酔下での施行が可能である．最低でも治療1週間前から抗血小板薬投与を開始し，術中は全身ヘパリン化を行う．大腿動脈からのアプローチでガイディングカテーテルを頸部に誘導し，これを通してAngioguard Xp™を病変通過させ，狭窄よりも遠位部でフィルターを開いてプロテクションを開始する．必要に応じてバルーンを用いて前拡張を行い，次いでステントを留置し，残存狭窄があれば，バルーンでの後拡張を追加する．血管撮影を行って，拡張の程度，ステントの密着などを確認し，問題がなければAngiogurad Xp™を回収し，手技を終了する．

4．合併症

CEAと同じく術中の遠位塞栓による脳梗塞や術後の過灌流症候群があり，またわずかながら再狭窄も認められている．頸動脈洞を刺激して，しばしば徐脈，低血圧が起こる．これに対しては硫酸アトロピンの静注で対処するが，遷延する低血圧に対しては昇圧剤の投与を要する．また，太い器材を使わざるをえず，強力な抗血栓療法下に管理する必要もあるため，穿刺部の血腫形成は比較的多く，十分に注意する必要がある．

5．CASの問題点

CASの問題点として，動脈硬化が強度でアクセスルートが確保できない場合があること，狭窄部の全周性高度石灰化があると十分な拡張が得られないこと，頸動脈が狭窄部を含め高度屈曲している場合にはステントが挿入できないことなどがある．

CAS導入当初は，プロテクションデバイスが使用されず，遠位塞栓の合併が多かったが，最近ではプロテクションデバイスの使用はもはや常識的である．わが国で保険承認となっているプロテクションデバイスは，Angioguard XP™のみである．これはフィルター型のプロテクションデバイスであり，遠位塞栓の原因となるプラーク片を

濾過し，頭蓋内へ進入させない．手技中にこのフィルターが目詰まりを起こして内頸動脈の血流がなくなってしまったり（no flow），血流はあっても著明にうっ滞する（slow flow）ことがあり，症候性合併症につながりうるため，注意が必要である．手技中にプラークが剥がれたり押し出されたりしてこのような栓子が生じるわけであるが，このような栓子を生じやすいプラークは vulnerable plaque と呼ばれ，狭窄度が同程度であっても遠位塞栓などの合併症をより生じやすいことが報告されている[11]．vulnerable plaque を術前に評価する方法として，MRI の black-blood 法，magnetization prepared rapid gradient echo （MPRAGE）法などを用いたプラークイメージングが有効である[12,13]．プロテクションデバイスとしては，狭窄部の遠位部をバルーンで閉塞して血流を遮断し，栓子を含んだ血液の吸引除去を行って遠位塞栓を防ぐ distal balloon protection system や，近位総頸動脈と外頸動脈をバルーンで閉塞後，頭蓋内からの内頸動脈を逆流する血流により栓子を含んだ血液を回収して体外フィルターに誘導し，栓子を除去してから体内循環に戻す flow reversal system なども存在するが，現在のところ保険適応外のために使用しにくい．将来的には，プラークイメージングによるプラークの性状に合わせて，適切なプロテクションデバイスを適宜使用できるようになることが望ましい．

D 脳卒中治療ガイドライン 2009

脳卒中関連学会が協力した脳卒中合同ガイドライン委員会作成の「脳卒中治療ガイドライン2009」が公開されている．「脳卒中治療ガイドライン2004」公開時には保険承認を得ていなかったCASが，この間に保険承認を受け，その記載内容も変更されている．これまでに述べてきたCEAおよびCASが，「脳卒中治療ガイドライン2009」でどのように位置づけられているか，その要点を示す．推奨のグレードは，その根拠となった文献のエビデンスレベルに応じて，グレードA（行うよう強く勧められる），グレードB（行うよう勧められる），グレードC1（行うことを考慮してもよいが，十分な科学的根拠がない），グレードC2（科学的根拠がないので勧められない），グレードD（行わないように勧められる）の5段階に分類されている．

1．脳梗塞急性期における CEA，CAS

「脳梗塞急性期に頸動脈内膜剥離術を行うことには，十分な科学的根拠はない（グレードC1）」

「脳梗塞急性期に頸部頸動脈血行再建術（血管形成術/ステント留置術）を行うことには，十分な科学的根拠はない（グレードC1）」

2．脳梗塞慢性期における CEA

「症候性頸動脈高度狭窄（>70%，NASCET法）では，抗血小板療法を含む最良の内科的治療に加えて，手術および周術期管理に熟達した術者と施設において頸動脈内膜剥離術を行うことが推奨される（グレードA）」

「症候性頸動脈中等度狭窄では，抗血小板療法を含む最良の内科的治療に加えて，手術および周術期管理に熟達した術者と施設において頸動脈内膜剥離術を行うことが推奨される（グレードB）」

「症候性頸動脈軽度狭窄あるいは無症候性中等度ないし軽度狭窄において，頸動脈プラークの不安定化や潰瘍形成が認められる場合は，頸動脈内膜剥離術を行うことは考慮してもよいが，それを行うことに十分な科学的根拠はない（グレードC1）」

3．無症候性病変に対する CEA

「高度（60%以上）の無症候性頸動脈狭窄では，抗血小板療法を含む最良の内科的治療に加えて，手術および周術期管理に熟達した術者と施設において頸動脈内膜剥離術を行うことが推奨される（グレードB）」

4．脳梗塞慢性期における CAS

「内頸動脈狭窄症において，頸動脈内膜剥離術の危険因子を持つ症例に対して，頸動脈ステント留置術を行うことが奨められる（グレードB）」

「内頸動脈狭窄症において，頸動脈内膜剥離術の危険因子を持たない症例においては，頸動脈ステント留置術を行うことを考慮しても良いが，十分な科学的根拠はない（グレードC1）」

5．無症候性病変に対する CAS

「高度（80%以上）の無症候性頸動脈狭窄で，

頸動脈内膜剝離術のハイリスク患者においては，最良の内科的治療に加えて経皮的血管形成術／ステント留置術を行うことも妥当な選択肢とされる（グレードB）．しかし報告された周術期合併症や脳梗塞・死亡の発生率からは，この群におけるCEAやCASの適応に関するコンセンサスは得られていない」

「脳卒中治療ガイドライン2009」では，CEAの危険因子を，①心臓疾患（うっ血性心不全，冠動脈疾患，開胸手術が必要，など），②重篤な呼吸器疾患，③対側頸動脈閉塞，④対側喉頭神経麻痺，⑤頸部直達手術，または頸部放射線治療の既往，⑥CEA再狭窄例，⑦80歳以上とし，少なくとも1つが該当する場合にCASを考慮するように推奨している．前述のように，現在進行中のCRESTは，危険因子を持たない症候性／無症候性病変を対象とした臨床試験であり，その結果次第では，CASの推奨レベルはさらに変わってくるものと期待される．

まとめ

高度頸動脈狭窄性病変に対する脳卒中発作の予防的手術方法として，CEAやCASが外科的治療として行われている．有効性が確立されたCEAは，高危険群でなければ現在も第一選択の治療法である．一方，CEAの代替治療として始まったCASも，健康保険収載を受けて「CEA困難例」を対象に普及しつつある．CASがCEAと並ぶ頸部頸動脈狭窄症治療の本流となるためには，CEAの高危険群に限定しない頸動脈高度狭窄症例に対する有効性の証明が必要である．

第VI章

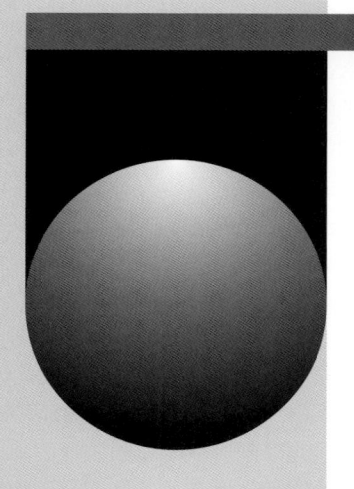

トピックス

1 超音波後方散乱（IBS）

大阪大学大学院医学系研究科 内分泌・代謝内科学　片上　直人
大阪警察病院 内科　小杉　圭右

　急性冠症候群やアテローム血栓性脳梗塞の発症は重大な結果を招くため，ハイリスク群の抽出と予防は非常に重要である．これらアテローム血栓症の発症メカニズムは，脂質に富み線維成分や平滑筋細胞からなる被膜が薄い"不安定プラーク"の破綻と，それに引き続く血栓形成により動脈内腔が閉塞することであると考えられている．このため，ハイリスク群の抽出にはプラークの安定性を評価することが必要である．

　頸動脈は粥状動脈硬化の好発部位であり，同部の動脈硬化度の評価は脳血管のみならず，冠動脈をはじめとする全身の動脈硬化度推定の指標となり得る．頸動脈エコーの確立された指標としては，内膜中膜複合体厚（intima media thickness：IMT）やプラークスコアなどがあり，脳梗塞や虚血性心疾患の発症と相関するとの報告がある．しかし，形態学的評価のみではプラーク安定性の評価は困難であり，組織性状を評価できるツールが望まれていた．

　最近，超音波後方散乱信号（Backscatter：BS信号）を解析することにより，心筋，肝臓，血管などの超音波組織性状を定量的に評価しようとする取り組みがなされている．本稿では頸動脈エコー検査への応用について概説する．

A　IBSとは

　超音波診断装置の探触子で受信される超音波の反射信号には多くの情報が含まれているが，通常のエコー検査では，組織境界の明瞭な画像を得ることが主目的であるため，対象組織から反射してきた生の信号は微弱な成分の切り捨てや微分などの種々の信号処理を受ける．このため，最終的に表示された画像には，組織性状の違いに由来する微弱な反射強度の差異は反映されていない．したがって，従来法で対象の組織性状を定量的に評価することは困難であった．

　近年，超音波診断装置および画像処理技術の進歩により，反射信号を処理前に解析することでより微弱な反射強度の差異を反映する，新しい超音波診断法が試みられている．波長より十分小さな反射体から返ってくるBS信号には，組織の内部からの微弱な超音波の反射が含まれているが，BS信号の解析手法の一つとして，単位時間あたりに積分を行うIntegrated Backscatter（IBS）法がある（図1）．反射信号は連続した波であり，波の振幅は超音波の反射強度であるため，信号を単位時間で区切り，それぞれの振幅を面積として積分すれば，任意の関心領域における超音波の反射強度が求められ，その組織性状を反映することになる．また，超音波の反射強度のダイナミックレンジは一般に70 dB（デシベル）程度だが，これが従来のエコーの画面表示では30 dB程度まで狭まってしまうため，微弱な反射強度の違いの見極めは困難であった．IBS法では，超音波の反射を60 dB程度のレンジで定量化できるため，特に微弱な反射強度の変化を捉えるのに適しており，対象の組織性状をより定量的に評価することが可能である．

B　検査機器と検査方法

　通常のBモード画像とIBS画像を同時にリアルタイム表示可能なシステム（Acoustic densitometry）を搭載した超音波診断装置が市販されている（Philips社；SONOS 7500など）．この装

1. 超音波後方散乱（IBS）

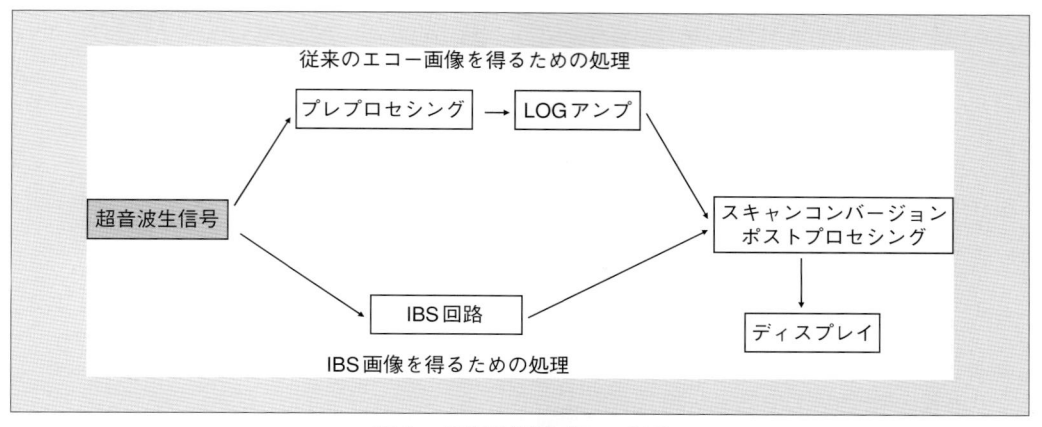

図1　超音波装置ブロック図
超音波診断装置の探触子で受信される超音波の反射信号には多くの情報が含まれている．通常のエコー検査では，組織境界の明瞭な画像を得るため，対象組織から反射してきた生の信号は微弱な成分の切り捨てや微分などの種々の信号処理を受ける．このため，最終的に表示された画像では組織情報の一部が欠落している．一方，IBS（Integrated Backscatter）法では超音波生信号を種々の画像処理を施す前に解析するため，組織性状の違いに由来する微弱な反射強度の差異は正確に反映される．

置を使用すれば，5～12 MHz の linear array transducer を用いた B モード法での通常の頸動脈エコー検査中に，ベッドサイドでただちに目的とする領域の IBS 値を表示することができる．なお，反射強度の単位に使用する「dB」表記は，微弱な反射強度の違いを表現するのに優れた単位表記だが，相対表示となるので個体間でデータを比較する際には基準を設ける必要がある．頸動脈壁を対象とした検査では，現在のところ補正対象は確立されていないが，外膜や血管内腔を補正対象として用いることが多い．

C 頸動脈壁の IBS 値と組織性状診断

Bargilai ら[1]は剖検例より得られた摘出大動脈切片を対象に 124 部位の IBS 値を ex vivo で測定し，正常部や線維性病変に比較して，石灰化病変は高 IBS 信号を，粥腫性病変は低 IBS 信号を示すことを報告した．ヒトや動物の摘出大動脈切片におけるその他の検討でもほぼ同様の結果が得られている[2]．

IBS 法の血管壁組織性状診断における有用性を in vivo の条件下で検討した報告はまだ少ない．Urbani ら[3]は 15 人の頸動脈血栓内膜除去術を予定されている患者の頸動脈壁 IBS 値を術前に測定し，術後に病理診断結果と照合した結果，線維性病変に比較して粥腫性病変や血栓，プラーク内出血病変は低値を，石灰化病変は高値を示すことを報告している．また，Kawasaki らは 12 人の患者の頸動脈と大腿動脈を生前 in vivo で，剖検後 ex vivo で評価し，病理診断結果と照合しているが，ほぼ同様の結果を報告している．

D 頸動脈壁の IBS 値と心血管イベントとの関連

血管壁の IBS 値と疾患との関連をみた研究もまだ少ない．Takiuchi ら[4]は動脈硬化の古典的危険因子を二つ以上合併した患者や最近 3 ヵ月以内に急性心筋梗塞を発症した患者は，危険因子の少ない患者に比べて頸動脈内膜中膜複合体の IBS 値が低値を示すと報告している．また，筆者らの検討では，最近 6 ヵ月以内に急性冠症候群，アテローム血栓性脳梗塞を発症した患者では，明らかな動脈硬化性疾患を合併しない群に比較して，頸動脈壁肥厚部の IBS 値が有意に低値を示し，IBS による組織性状評価が心血管イベントのリスク判定に役立つ可能性が示唆された[5]（**図2**）．

高 LDL コレステロール血症はアテローム形成の重要な危険因子であることはよく知られている．

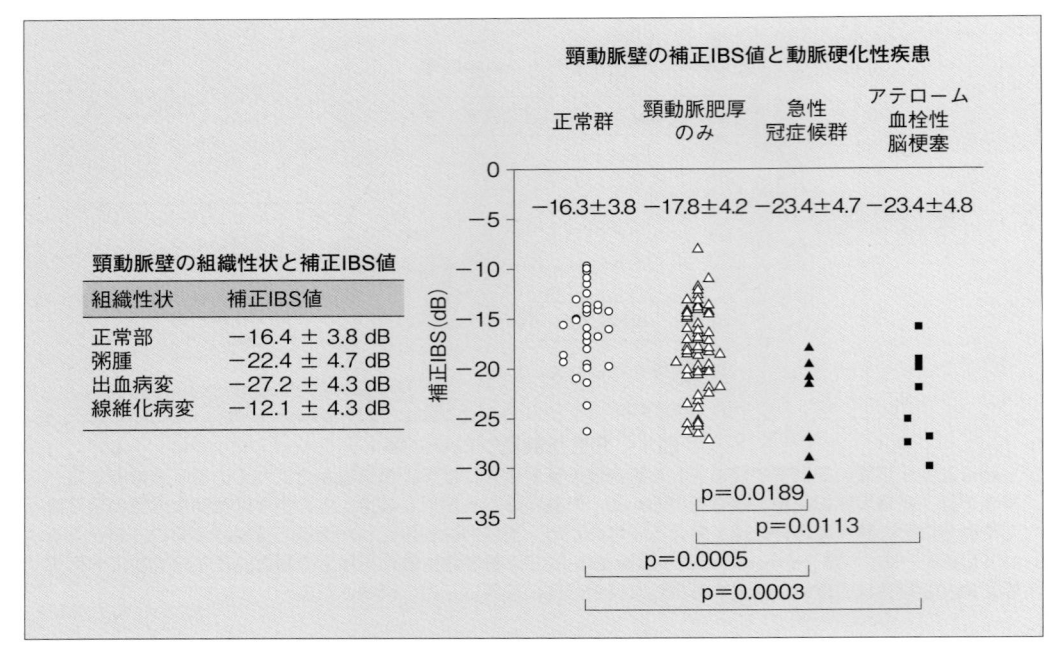

図2 頸動脈病変のIBS値と動脈硬化性疾患

正常部に比較して粥腫のIBS値は低値を示す．最近6ヵ月以内に急性冠症候群，アテローム血栓性脳梗塞を発症した患者では，頸動脈IMT肥厚のない群やIMT肥厚はあっても明らかな動脈硬化性疾患を合併しない群に比較して，頸動脈壁肥厚部のIBS値が有意に低値を示し，IBSが心血管イベントのリスク評価に役立つ可能性が示唆された．

(Katakami N, et al. Diabetes Res Clin Pract 63：93-102, 2004[5])より改変)

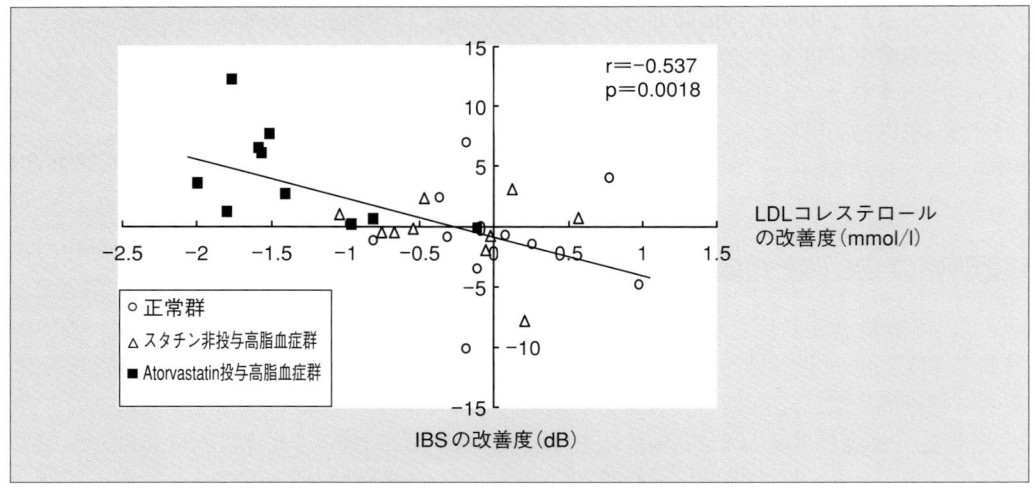

図3 アトルバスタチンによる血清LDLコレステロール値と頸動脈IBSの改善

未治療の高脂血症患者では高脂血症でない者に比較して頸動脈壁肥厚部のIBS値が有意に低値を示した．アトルバスタチン投与による血清LDLコレステロール値の改善に比例して頸動脈壁肥厚部のIBS値も改善した．

(Katakami N, et al. Atherosclerosis 183：369-371, 2005[6])より改変)

筆者らは未治療の高脂血症患者では高脂血症でない者に比較して頸動脈壁肥厚部のIBS値が有意に低値を示すこと，高脂血症患者にスタチンを投与し高LDLコレステロール血症を改善させると血清LDLコレステロール値の改善に比例して頸動脈壁肥厚部のIBS値が改善することを見出した[6]（**図3**）．IBS法を単独あるいはIMTと組み合わせて用いることは，心血管イベントハイリスク群の抽出や薬剤による治療効果の評価に有用かもしれない．

まとめ／今後の展望

血管壁の組織性状診断については，血管内エコー，MRI，CTをはじめさまざまな検査が試みられているが，多数の患者を対象としたスクリーニングの手段として確立された検査はない．IBS法は薬品や放射性物質も必要とせず，通常のエコー検査とほぼ同様の手技で比較的簡便に行える非侵襲的な検査法である．このため，スクリーニング検査として有用であるだけでなく，病変の経時的変化を観察するのにも適していると考えられる．その一方で，超音波機器の条件設定や補正対象の統一など解決すべき課題もある．本法の血管壁組織性状診断への臨床応用はようやく始まったばかりであり，まだ十分な知見が得られていないが，今後，さらに臨床データの蓄積を重ねて，動脈硬化の新たな評価法として確立されることが期待される．

2 TCDのコツと応用

大阪大学大学院医学系研究科 神経内科学
坂口　学

経頭蓋超音波ドプラ検査（Transcranial Doppler ultrasonography：TCD）は，1982年Aaslidらにより初めて脳血流の実時間的検出法として紹介されて以来，脳主幹動脈の狭窄・閉塞・れん縮およびcircle of Willisなどの側副血行路の評価や脳循環予備能や血管反応性の把握，微小塞栓子検出による塞栓源の評価に用いられてきた．特に昨今，脳梗塞超急性期血栓溶解療法の再開通率を向上させる治療的手段，また頸動脈内膜剥離術時やステント留置術時の術中モニタとして，その重要度がますます増している．本稿では，血管同定のコツと今後TCDが汎用されるであろう超音波血栓溶解療法と頸動脈血行再建術周術期のモニタのポイントについて言及したい．

A 血管同定方法とモニタのコツ

TCDによって頭蓋内血管を検出するためには，超音波が頭蓋内に入りやすい部分（超音波骨窓：acoustic window）をみつけなければならない．使用されるウインドウは，図1のごとく四つある．

もっとも重要で汎用される側頭骨ウインドウから，中大脳動脈水平部（M1），前大脳動脈水平部（A1），後大脳動脈など頭蓋内の主幹動脈が観察可能である．超音波がもっとも通りやすいウインドウ，すなわちドプラ信号をもっとも高輝度で捉えられるポイントを，耳介の前部から上部，こめかみに囲まれた三角形のなかから，くまなくゆっくりと探触子をわずかに左右上下に動かしながら見つける．このときの機械設定はサンプルボリューム，パワーを最大にし，深度をM1の中央部が検出できる55 mm程度にする．弱いドプラ信号を少しでも検出できたら，もっとも速いドプ

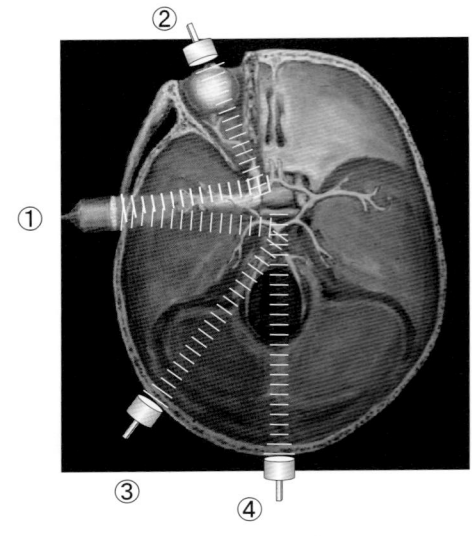

図1 TCDの各超音波骨窓（acousitic window）からの検出血管
① 側頭骨ウインドウ：中大脳動脈（M1），前大脳動脈（A1），後大脳動脈（P1, P2）
② 眼窩部ウインドウ：眼動脈（OA），内頸動脈サイフォン部（C3, C2）
③ 後頭乳突部ウインドウ：椎骨動脈（V3, V4），後下小脳動脈（PICA）
④ 大後頭孔ウインドウ：椎骨動脈（V4），脳底動脈（BA），後下小脳動脈（PICA）
（Aaslid R：Transcranial Doppler Sonography. Spinger Verlag, Wien, 1986を改変）

ラ波形が明瞭に検出できるポイントに近づいていくように，探触子をより慎重に少しずつ動かす．側頭骨ウインドウからの中大脳動脈検出率は欧米に比べわが国では低く，男性では70〜90%とされるが，わが国の高齢女性では10〜50%程度である[1]．眼動脈や内頸動脈サイフォン部は，眼窩部ウインドウより検出可能である．この際，眼球への超音波による侵襲を軽減させるため，設定パ

表1　頸動脈系・テント上主幹動脈の同定方法

血管	ウインドウ	探触子の向き	深度	血流の方向	正常値*
MCA（M1）	側頭部	水平やや上	45～70 mm	←	62±12
M1-A1 移行部	側頭部	M1のまま深く	65～70 mm	←→	
ACA（A1）	側頭部	M1とほぼ同じ	65～75 mm	→	51±13
PCA（P1）	側頭部	M1より下向き	65～75 mm	←	38±10
PCA（P2）	側頭部	P1より下向き	60～70 mm	←	
OA（眼動脈）	眼窩部	やや内側向き	45～60 mm	←	
ICA（C3）	眼窩部	OAのまま深く	60～75 mm	←	
ICA（C2）	眼窩部	C3より上向き	60～75 mm	→	

*：平均血流速度（平均±SD cm/s）

表2　椎骨・脳底動脈系の同定方法

血管	ウインドウ	探触子の向き	深度	血流の方向	正常値*
VA（V4）	後頭乳突部	対側眼窩方向	45～70 mm	→	
VA（V3）	後頭乳突部	同側眼窩方向	45～55 mm	→	
VA（V4）	大後頭孔	正中やや左か右	60～85 mm	→	37±10
BA	大後頭孔	鼻根部方向	85～110 mm	→	39±9
PICA	大後頭孔 後頭乳突部	V4近傍	60～70 mm	←	

*：平均血流速度（平均±SD cm/s）

ワーを10%以下に低下させ短時間で検了する必要がある．

椎骨脳底動脈系は大後頭孔や後頭乳突部ウインドウより検出される．後頭乳突部ウインドウは胸鎖乳突筋遠位端後縁から対側の眼窩方向に探触子を向けると深度45～70 mmで椎骨動脈（V4）が探触子から遠ざかる向きに容易に検出できる．両ウインドウからの椎骨脳底動脈検出は頭蓋骨を通さず超音波を入射できるため，検出率もほぼ100%に近い．

TCDによる頭蓋内血管の同定は，探触子の方向，血流の探触子に対する方向（近づく向きか遠ざかる向きか），その検出深度によって行われる．各頭蓋内主幹動脈検出のポイントと正常値を表1，表2にまとめた．大後頭孔ウインドウからの椎骨動脈と脳底動脈の鑑別は難しいが，深度90 cmを超えれば脳底動脈と判定してもよいだろう[2]．

またTCD探触子は小型なので専用ヘッドバンドを用いて長時間固定し血流をリアルタイムにモニタすることが可能である（図2）．この機能がTCDの最大の利点となっている．下記に示す超音波血栓溶解療法や周術期モニタにもこのシステムが必要となる．また両側同時に多深度の血流をモニタすることも可能なので，微小塞栓子検出や負荷テストを用いて血管反応性や側副血行路の評価にも用いられる．

B　超音波血栓溶解療法

以前より超音波を照射すると血栓溶解がより促進されることが実験レベルでは明らかになっていた．Alexandrovらは，The Combined Lysis of Thrombus in Brain Ischemia Using Transcranial Ultrasound and Systemic t-PA trial（CLOTBUST study）で，t-PA静注療法時に通常のTCD検査で用いられる2 MHzプローブで2時間固定モニタした群（63例）でt-PA静注のみの群（63例）に対して完全再開通率（2時間時：

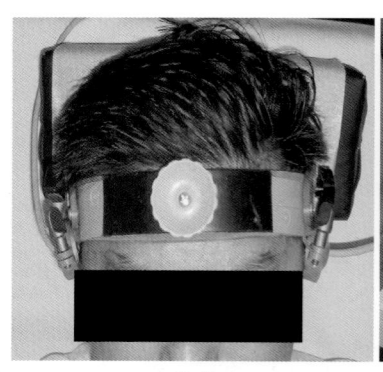

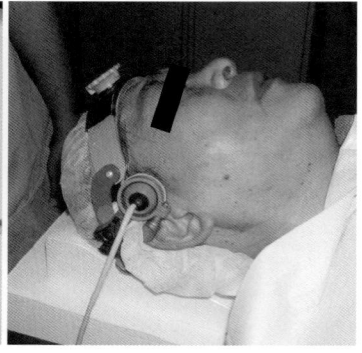

図2　TCDモニタ装着時のヘッドバンドと探触子（EME社製ヘッドバンド）

46% vs 18%）を有意に上昇させ，3ヵ月後の神経症状（modified Rankin scale 0 または 1：42% vs 29%）も有意ではないが改善する傾向を認めたと報告している．超音波血栓溶解療法では，逆に超音波の組織侵襲で出血例が増えた報告もあり，より有効性の高い方法が模索されているのが現状である．CLOTBUST study で用いられた中大脳動脈開存度の TCD 上の診断基準（図3：一般臨床でも活用可能）と代表症例（図4）を提示する[3,4]．

C　頸動脈血行再建術時の周術期モニタ

わが国でも生活の欧米化に伴い頸動脈アテローム硬化症が増加する傾向にあり，それに伴って頸動脈高度狭窄病変に対する血行再建術（内膜剝離術：CEA，ステント留置術：CAS）が施行される機会が増えてきている．これらの術中には塞栓性合併症や血行力学的な機序で脳虚血が生じることがあり，この発症をリアルタイムに把握できる TCD モニタの重要性は改めていうまでもない．特に局所麻酔下で施行される CAS 時に出現した神経症状が，血行力学的機序で生じているのか，塞栓症で生じているのかを即座に判断できることはその予後を把握するうえでも重要である．

CAS 術中の血流遮断時に平均血流速度が術前値の 50% 以下になった場合は，血流遮断直後に神経症状が出現しない場合でも時間経過（10 分以上）や頸動脈小体圧迫に伴う徐脈低血圧が生じたときに，血行力学的機序の虚血神経症状が出現することがある．CAS 術中には，栓子シグナルを CEA の 10 倍程度（100〜200 個）認めるが，症状に直結するものはほとんどない．ただしバルーンステントの圧排で押し出されたプラーク内容物が血液に乗り頭蓋内に飛来すると，砂嵐サインと呼ばれる massive shower emboli を示唆する所見が TCD で捉えられ，後遺症を残す神経症状が高率で出現する（図5）．CEA や CAS 術後の過灌流症候群の早期検出にも TCD，TCCFI は有用で，CEA では TCCFI で平均血流速度が 4 日以内に術前の 1.5 倍以上に上昇した場合[5]，CAS では自検例の TCD による検討で平均血流速度が 2 倍以上かつ Pulsatility Index（PI）が 1.5 倍以上に増加した場合に症候性の過灌流症候群が起こる可能性が高まる．

以上のように TCD は，近年脳卒中の新たな治療手段として普及しつつある血栓溶解療法や頸動脈ステント留置術をさらに効果的に安全に施行する上で必要な検査機器である．TCD はかなり歴史のある検査法であるが，まだまだ普及しているとは言い難い．その手技に熟練を要することや保険点数が低いことなどが主因であろうが，その臨床的意義は他の検査法では補えない部分をもっており，各施設の脳卒中の臨床レベルを上げるためにも習得したい検査法である．

2. TCD のコツと応用

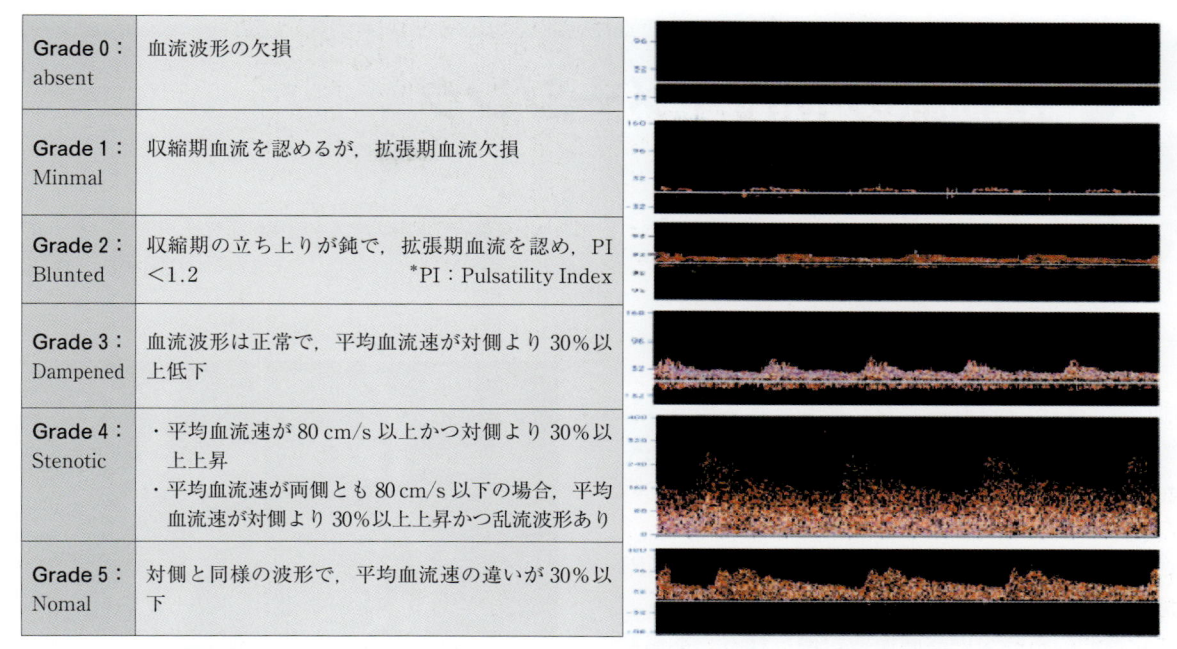

Grade 0: absent	血流波形の欠損	
Grade 1: Minmal	収縮期血流を認めるが,拡張期血流欠損	
Grade 2: Blunted	収縮期の立ち上がりが鈍で,拡張期血流を認め,PI <1.2　　　　*PI: Pulsatility Index	
Grade 3: Dampened	血流波形は正常で,平均血流速が対側より30%以上低下	
Grade 4: Stenotic	・平均血流速が80 cm/s 以上かつ対側より30%以上上昇 ・平均血流速が両側とも80 cm/s 以下の場合,平均血流速が対側より30%以上上昇かつ乱流波形あり	
Grade 5: Nomal	対側と同様の波形で,平均血流速の違いが30%以下	

図3　血栓溶解療法時の血流診断基準(TIBI 分類: Thrombolysis in Brain Ischemia flow-grading system)
(Andrew M Demchuk, et al. Stroke 32: 89-93, 2001 より改変)

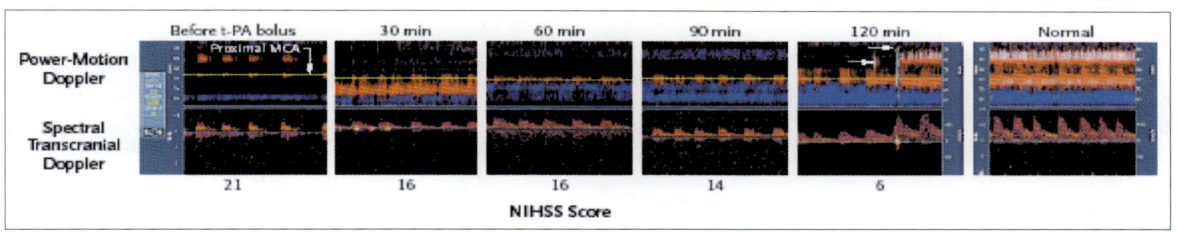

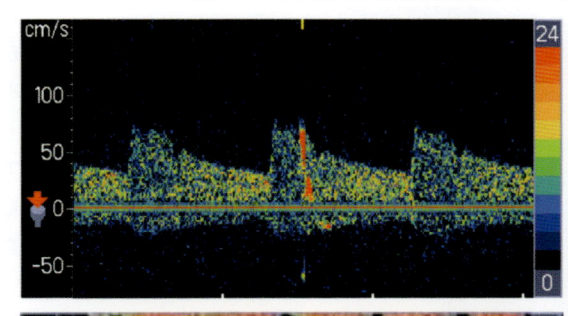

図4　t-PA 静注血栓溶解療法の TCD モニタ下で完全再開通をきたした症例

上段は Power-Motion Doppler(画面上側が MCA 遠位側(下部の青いシグナルは ACA)で黄色線が spectra を検出している深さ),下段は Spectral Transcranial Doppler(depth 58-60 mm).t-PA 静注前には TIBI grade 1 の閉塞波形.静注+TCD モニタ開始30分後には,TIBI grade 3 の dampened 波形を呈し,MCA 近位部の再開通が始まりつつある.60〜90分は dampened 波形が続いたが,120分に Power-Motion Doppler 画面の MCA 中央部に塞栓子信号,近位部には血流が捉えられ,Spectral Transcranial Doppler 画面には,末梢血管抵抗が低下した正常波形が認められ,完全再開通と判断される.最右側は対側の正常波形.

最下段は NIHSS の経時変化.投与前は NIHSS 21点,再開通直後の120分後は6点,この後24時間後は4点,3ヵ月後には神経症状はなく,modified Rankin scale は0.
(Andrei V Alexandrov, et al. N Engl J Med 351: 2170-2178, 2004 より)

◀図5　通常の微小塞栓子信号と砂嵐サイン
a:微小塞栓子信号(Microembolic signals; MES):血流スペクトラム内に浮いた状態で単方向性に検出される.
b:砂嵐サイン(Massive shower emboli):血管造影や生理食塩水によるカテーテル洗浄時以外の操作中に出現する治療側の画面全体に拡がる激しい高輝度信号.
・通常3秒以上は続く.
・直後に神経症状出現を伴うことが多い.

3 頸動脈のMRイメージング

京都府立医科大学大学院医学研究科 放射線診断治療学
西村　恒彦

　頸動脈狭窄病変の検出，プラークの同定には頸動脈エコーがスクリーニング検査として活用されている．しかし，エコー自体の有する再現性やcarotid endarterectomy（CEA）の適応決定のためにはやはり詳細な形態評価が必要である．
　最近のCT/MRI技術の進歩によりCT/MRIによる頸動脈イメージングは大きな進歩があり，血管造影に劣らない診断情報が得られる．本稿では，とりわけMRイメージングの現状と展望について解説する．

A　MRIによる血管病変の評価

　血管内血液の流れから信号を取り出すMRI angiographyがCT angiographyに匹敵するほどに血管性状の評価が可能になってきた．**図1**は左側の内頸動脈の強度狭窄を認める症例であるが，MR/CT angiographyともに明瞭な狭窄病変に加え，潰瘍形成も認められる．CTでは石灰化に関する情報が得られる点で有利であるが，MRIでは，非侵襲的に造影剤を使用せず，しかも放射線被曝もない点から優れており，今後CEA前後の経過観察のみならず，コレステロール低下療法の評価などにおいても再現性の高いことから威力を発揮する検査法と考えられる[1]．

B　MRIによる頸動脈硬化の評価

　動脈硬化は無症状で進行し，その末期には心血管病が発症する．動脈硬化の早期診断には超音波，血管造影による血管狭窄の判定がなされるが，むしろ動脈硬化巣（プラーク）の性状が狭窄の程度よりも心血管病イベント発生に重要と考えられて

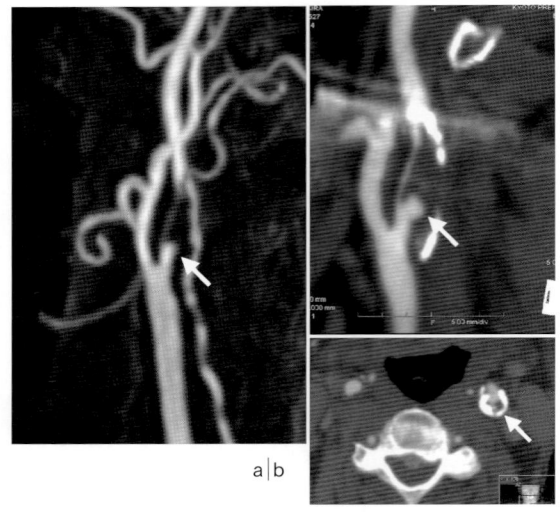

図1　左内頸動脈のMR/CT angiography
a：MRA，b：CTA．

いる．プラークの性状においては脂質成分に富む脂質コアとそれをとりまく線維性被膜が重要である．脂質コアにコレステロールエステルが蓄積し肥大することで血管内のさまざまな外力に対して弱くなる．また，細胞外マトリックスや平滑筋細胞が減少して線維性被膜が薄くなってもプラークが脆弱化すると考えられている．こうしたプラークの性状は超音波検査で行われてきたが，超音波検査は術者の技量に依存し，プラークの形態の描出が困難な場合があることが知られている．こうしたなか，MRIによるプラークの性状評価が試みられている．冠動脈や大動脈に比べ動きが少なく，また表在性で検査が容易である頸動脈のプラークもMRIの検査対象である．
　図2ではMRIによる頸動脈狭窄のプラークを示している．総頸動脈壁は偏在性に肥厚し，部分

的な陥凹があり潰瘍性病変が疑われる．T1強調画像（T1WI），T2強調画像（T2WI），プロトン密度強調画像（PDWI）で全体に高信号を呈している．Time-of-flight（TOF）画像ではやや信号が低く脂質コアが考えられる．

MRIではT1強調画像，T2強調画像，プロトン密度強調画像，TOF画像を用いてプラークの性状評価が試みられている（**表1**）[2]．脂質コアはT1強調画像で高信号，TOF画像で中間信号を呈する．線維性被膜はT1強調画像で中間信号，内膜石灰化は低信号を呈する．亜急性出血はT1緩和時間の短縮，T2緩和時間の延長により，T1，T2強調画像のいずれでも高信号を呈するとの報告がなされている．こうした信号の特徴から脆弱なプラーク（不安定プラーク）の評価が可能であると考えられる．

C 今後の展開

MRIによって高い感度，特異度でプラークの分類が可能との報告もある一方，プラークの線維性皮膜や脂質コアなどのコンポーネントが呈する信号にはオーバーラップがあり，実際にはプラークの性状を予測するには限界があるのではないかという問題も生じている．また空間分解能（主にボクセルの大きさが $0.25 \times 0.25 \times 2.0$ mm）も十分でないことも問題の一つである．こうした問題点を克服するために，不安定性プラークでみられる局所の炎症反応に着目し，ガドリニウム造影剤による造影効果，プラークにおける微小超常磁性酸化鉄粒子（ultra-small superparamagnetic iron oxide）のマクロファージによる取り込みの検討などが試みられている[3]．

まとめ

頸動脈のMRIイメージングはいまだ発展途上にあるが，放射線被曝がなく詳細な狭窄形態や動脈硬化の性状が得られるようになってきている．頸動脈エコーのように安価ではないため，スクリーニング検査として使いにくいが，CEAの適応などの評価にはCT angiographyに代わり今後主流となっていくものと期待される．

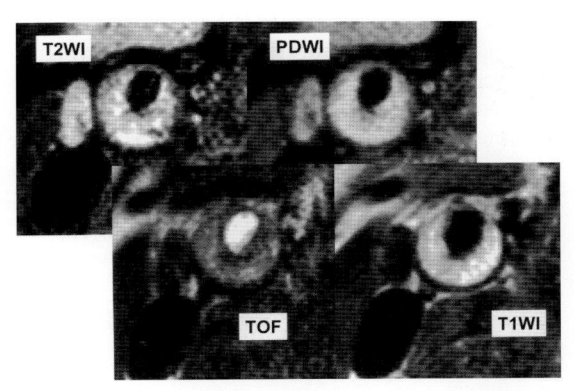

図2 MRIによる総頸動脈狭窄における血管壁性状

表1 MRIによる動脈硬化病変の判定

Plaque Component	TOF	T1 Weighted	Intermediate Weighted	T2 Weighted
Recent hemorrhage	High	High to moderaate	Variable	Variable
Lipid-rich necrotic core	Moderate	High	High	Variable
Intimal calcification	Low	Low	Low	Low
Fibrous tissue	Moderate to low	Moderate	High	Variable

（Yuan C, et al. Radiology 221：285-299, 2001[2]より引用）

文献

第Ⅰ章 頸動脈エコー検査の対象
【p.2〜7】頸動脈エコー検査の対象
1) 松尾 汎：生活習慣病と動脈硬化．臨床のための頸動脈エコー測定法（早期動脈硬化研究会監修）．日本医事新報社，東京，p2-9，2005
2) 松尾 汎：頸動脈エコーの臨床．頸動脈エコーハンドブック．ソニックジャパン，東京，p56-63，2006
3) 長束一行：頸動脈エコーの意義．血管エコー（松尾 汎，編）：インナービジョン，東京，p60-64，2006
4) North American Symptomatic Carotid Endoarterectomy Trial Collaborators：NASCET．N Eng J Med 325：445，1991
5) Exective Comittee for Asymptomatic Carotid Atherosclerosis study. JAMA 273：1421，1995
6) Pignori P, et al：Intima plus medial thickness of the arterial wall；a direct measurement with ultrasound imaging. Circulation 74：1399-1406，1986
7) ARIC study：the atherosclerosis risk in communities study. DK Arnett, et al：Arch Intern Med 156：1983，1996
8) Yamasaki Y, et al：Atherosclerosis in carotid artery of young IDDM patients monitored by ultrasound high-resolution B-mode imaging. Diabetes 43：634-639，1994
9) 長束一行：頸動脈．循環器医・検査技師のための血管無侵襲診断の実際（血管無侵襲診断法研究会，編）．文光堂，東京，p158-163，2001
10) 松尾 汎：血管炎症候群；エコー．現代医療 24：1409-1413，1992

第Ⅱ章 頸動脈エコーの基礎
【p.10〜12】1．頸動脈の解剖・病理
1) Sugioka K, et al：Morphological but not functional changes of the carotid artery are associated with the extent of coronary artery disease in patients with preserved left ventricular function. Stroke 39：1597-1599，2008
2) O'Leary DH, et al：Carotid-artery intima and media thickness as a risk factor for myocardial infarction and stroke in older adults. New Engl J Med 340：14-22，1999
3) Naruko T, et al：Neutrophil infiltration of culprit lesions in acute coronary syndromes. Circulation 106：2894-2900，2002
4) Ehara S, et al：Elevated levels of oxidized low density lipoprotein show a positive relationship with the severity of acute coronary syndromes. Circulation 103：1955-1960，2001
5) Ikuta T, et al：Immunolocalization of platelet glycoprotein Ⅱb/Ⅲa and P-selectin, and neutrophil-platelet interaction in human coronary unstable plaques. Int J Mol Med 15：573-577，2005
6) Nighoghossian N, et al：The vulnerable carotid artery plaque：current imaging methods and new perspectives. Stroke 36：2764-2772，2005
7) Kitabayashi C, et al：Immunolocalization of platelet glycoprotein Ⅱb/Ⅲa and p-selectin, and neutrophil-platelet association in human carotid unstable plaques. J Am Coll Cardiol 49：406A，2007

【p.13〜16】2．血管エコーの原理
1) 谷口信行：超音波による定性的血流評価法．血管・血流超音波医学（伊東紘一，平田經雄，編）．医歯薬出版，東京，p37-42，2002
2) 田中教雄：パルスドプラ法の理論．心エコー 3(4)：275-285，2002

〔参考文献〕
1) 甲子乃人：超音波の基礎と装置．ベクトルコア，東京，1994

【p.17〜24】3．頸動脈内の血流の特性
1) Sugawara M, Niki K, Furuhata H, et al：Relationship between the pressure and diameter of the carotid artery in humans. Heart Vessels 15：49-51，2000
2) Niki K, Sugawara M, Chang D, et al：A new noninvasive measurement system for wave intensity：evaluation of carotid arterial wave intensity and reproducibility. Heart Vessels 17：12-21，2002
3) Ohte N, Narita H, Sugawara M, et al：Clinical usefulness of carotid arterial wave intensity in assessing left ventricular systolic and early diastolic performance. Heart Vessels 18：107-111，2003
4) Parker KH, Jones CJH, Dawson JR, et al：What stops the flow of blood from the heart？. Heart Vessels 4：241-245，1988
5) Sugawara M, Uchida K, Kondoh Y, et al：Aortic blood momentum-the more the better for the ejecting heart in vivo？. Cardiovasc Res 33：433-446，1997
6) Guyton AC：Circulatory Physiology Ⅲ：Arterial Pressure and Hypertension. Philadelphia, PA：Saunders，1980
7) 菅原基晃，仁木清美：Wave intensity とは．心エコー 2：482-489，2001
8) Harada A, Okada T, Niki K, et al：On-line noninvasive one-point measurements of pulse wave velocity. Heart Vessels 17：61-68，2002
9) 菅原基晃，仁木清美，常 德華：エコー法による動脈硬化の評価—スティッフネス・パラメータ—．心エコー 6：958-965，2005
10) Sugawara M：Stenosis：Theoretical Background. In：Sugawara M, Kajiya F, Kitabatake A, Matsuo H, eds. Blood Flow in the Heart and Large Vessels. Springer, Tokyo, p97-104，1989

第Ⅲ章 頸動脈エコーの実際
【p.26〜35】1．頸動脈観察の基本（被験者，器械の条件設定，画像の表示法，短軸操作・長軸操作などの基本手技および描出困難例への対処）
1) AHA/ASA Guideline：Guidelines for prevention of stroke in patients with ischemic stroke or transient ischemic attack：a statement for healthcare professio-

文献

nals from the American Heart Association/American Stroke Association Council on Stroke. Stroke 37：577-617, 2006
2) 日本脳神経超音波学会・栓子検出と治療学会合同ガイドライン作成委員会：頸部血管超音波検査ガイドライン. Neurosonology 19：49-67, 2006
3) 日本超音波医学会用語・診断基準委員会：超音波による頸動脈病変の標準的評価法（案）. Jpn J Med Ultrasonics 36：501-518, 2009
4) North American Symptomatic Carotid Endarterectomy Trial Collaborators：Beneficial effect of carotid endarterectomy in symptomatic patients with high-grade carotid stenosis. N Engl J Med 325：445-453, 1991
5) Wang TJ, Nam B-H, Wilson PWF, et al：Association of C-reactive protein with carotid atherosclerosis in men and women：The Framingham Heart Study. Arterioscler Thromb. Vasc Biol 22：1662-1667, 2002
6) Koga M, Kimura K, Minematsu K, et al：Diagnosis of internal artery stenosis greater than 70% with power Doppler duplex sonography. Am J Neuroradiol 22：413-417, 2001
7) Yasaka M, Omae T, Tuchiya T, et al：Ultrasonic evaluation of the site of carotid axis occlusion in patients with acute cardioembolic stroke. Stroke 23：420-422, 1992
8) Gerhard-Herman M, Gardin JM, Jaff M, et al：Guidelines for noninvasive vascular laboratory testing：a report from the American Society of Echocardiography and the Society of Vascular Medicine and Biology. J Am Soc Echocardiogr 19：955-972, 2006
9) 佐藤 洋, 増田喜一, 松尾 汎：血管超音波検査のテクニック. Medical Technology 25：385-404, 1997
10) 佐藤 洋：血管超音波検査における装置設定と基本走査. アーチファクト. Medical Technology（別冊 超音波エキスパート）：10-42, 2004
11) 佐藤 洋：超音波検査の原理とアーチファクト. 血管無侵襲診断テキスト（血管診療技師認定機構・血管無侵襲診断法研究会編纂）. 南江堂, 東京, p104-113, 2007
12) 佐藤 洋：内頸動脈をマイクロコンベックス探触子で診る. Vascular Lab 3：269-274, 2006

【p. 36〜41】 2. 頸動脈病変の評価—IMT測定

1) 山﨑義光, 代表幹事. 尾崎俊也, 編集：「早期動脈硬化研究会」ホームページ：http://www.imt-ca.com
2) 松尾 汎, 尾崎俊也：頸動脈エコーポケットガイド. 2D-Echo & Doppler. ソニックジャパン㈱, 2007
3) 尾崎俊也：頸動脈エコーの検査手技. 臨床のための頸動脈エコー測定法（山﨑義光, 松尾汎, 矢坂正弘, 尾崎俊也, 編）. 日本医事新報, 東京, p22-47, 2008
4) 尾崎俊也：血管無侵襲診断テキスト. 南江堂, 東京, p114-123, 2007

【p. 42〜44】 3. 頸動脈病変の評価—プラークの分類・プラークスコア

1) Gronholdt ML, Nordestgaard BG, Schroeder TV, et al：Ultrasonic echolucent carotid plaques predict future strokes. Circulation 104：68-73, 2001
2) Mathiesen EB, Bonaa KH, Joakimsen O：Echolucent plaques are associated with high risk of ischemic cerebrovascular events in carotid stenosis：The tromso study. Circulation 103：2171-2175, 2001
3) el-Barghouty N, Geroulakos G, Nicolaides A, et al：Computer-assisted carotid plaque characterisation. Eur J Vasc Endovasc Surg 9：389-393, 1995
4) Kawasaki M, Takatsu H, Noda T, et al：Noninvasive quantitative tissue characterization and two-dimensional color-coded map of human atherosclerotic lesions using ultrasound integrated backscatter：Comparison between histology and integrated backscatter images. J Am Coll Cardiol 38：486-492, 2001
5) Handa N, Matsumoto M, Maeda H, et al：Ischemic stroke events and carotid atherosclerosis. Results of the osaka follow-up study for ultrasonographic assessment of carotid atherosclerosis（the osaca study）. Stroke 26：1781-1786, 1995
6) AbuRahma AF, Wulu JT Jr., et al：Carotid plaque ultrasonic heterogeneity and severity of stenosis. Stroke 33：1772-1775, 2002
7) Handa N, Matsumoto M, Maeda H, et al：Ultrasonic evaluation of early carotid atherosclerosis. Stroke 21：1567-1572, 1990

【p. 45〜51】 4. 頸動脈血流速度の評価

1) Todo K, et al：Imaging of distal internal carotid artery by ultrasonography with a 3.5-MHz convex probe. Stroke 33：1792-1894, 2002
2) Yasaka M, et al：Transoral Carotid Ultrasonography. Stroke 29：1383-1388, 1998

【p. 52〜56】 5. 頸動脈病変の評価—stiffness parameter β

1) Hirai T, Sasayama S, Kawasaki T, et al：Stiffness of systemic arteries in patients with myocardial infarction. A noninvasive method to predict severity of coronary atherosclerosis. Circulation 80：78-86, 1989
2) Lee E, Emoto M, Teramura M, et al：The combination of IMT and stiffness parameter beta is highly associated with concurrent coronary artery disease in type 2 diabetes. J Atheroscler Thromb 16：33-39, 2009
3) Salomaa V, Riley W, Kark JD, et al：Non-insulin-dependent diabetes mellitus and fasting glucose and insulin concentrations are associated with arterial stiffness indexes. The ARIC Study. Atherosclerosis Risk in Communities Study. Circulation 91：1432-1443, 1995
4) Emoto M, Nishizawa Y, Kawagishi T, et al：Stiffness indexes beta of the common carotid and femoral arteries are associated with insulin resistance in NIDDM. Diabetes Care 21：1178-1182, 1998
5) Araki T, Emoto M, Yokoyama H, et al：The association of plasma adiponectin level with carotid arterial stiffness. Metabolism 55：587-592, 2006
6) Teramura M, Emoto M, Araki T, et al：Clinical impact of metabolic syndrome by modified NCEP-ATP Ⅲ

文 献

criteria on carotid atherosclerosis in Japanese adults. J Atheroscler Thromb 14：172-178, 2007
7) Kizu A, Koyama H, Tanaka S, et al：Arterial wall stiffness is associated with peripheral circulation in patients with type 2 diabetes. Atherosclerosis 170：87-91, 2003
8) Yokoyama H, Emoto M, Fujiwara S, et al：Short-term aerobic exercise improves arterial stiffness in type 2 diabetes. Diabetes Res Clin Pract 65：85-93, 2004
9) Araki T, Emoto M, Teramura M, et al：Effect of adiponectin on carotid arterial stiffness in type 2 diabetic patients treated with pioglitazone and metformin. Metabolism 55：996-1001, 2006

【p. 57～61】6. 椎骨動脈の描出と評価
1) Tay KY, U-king-Im JM, Trivedi RA, et al：Imaging the vertebral artery. Eur Radio 27：1329-1343, 2005
2) Tan TY, Scyminke U, Chen TY：Hemodynamic effects of subclavian steal phenomenon on contralateral vertebral artery. L Clin Ultrasound 34：77-81, 2006
3) 増山 理, 辻本正彦, 他：血管エコーのすべて. 南江堂, 東京, 2003

第IV章 頸動脈病変の意義
【p. 64～68】1. IMT の意義
1) Salonen JT, Salonen R：Ultrasonographically assessed carotid morphology and the risk of coronary heart disease. Atherosclerosis and Thrombosis 11：1245-1249, 1991
2) O'Leary DH, Polak JF, Kronmal RA, et al：Carotid-artery intima and media thickness as a risk factor for myocardial infarction and stroke in older adults. Cardiovascular Health Study Collaborative Research Group. N Engl J Med 340：14-22, 1999
3) Yamasaki Y, Kodama M, Nishizawa H, et al：Carotid intima-media thickness in Japanese type 2 diabetic subjects：predictors of progression and relationship with incident coronary heart disease. Diabetes Care 23：1310-1315, 2000
4) Hodis HN, Mack WJ, LaBree L, et al：The role of carotid arterial intima-media thickness in predicting clinical coronary events. Ann Intern Med 128：262-269, 1998
5) Lorenz MW, Markus HS, Bots ML, et al：Prediction of clinical cardiovascular events with carotid intima-media thickness：a systematic review and meta-analysis. Circulation 115：459-467, 2007
6) Yamasaki Y, Katakami N, Sakamoto K, et al：Combination of multiple genetic risk factors is synergistically associated with carotid atherosclerosis in Japanese subjects with type 2 diabetes. Diabetes Care 29：2445-2451, 2006
7) Katakami N, Sakamoto K, Kaneto H, et al：Combined effect of oxidative stress-related gene polymorphisms on atherosclerosis. Biochemical and Biophysical Research Communications 379：861-865, 2009

8) Katakami N, Saito M, Kaneto H, et al：Combined effect of oxidative stress-related gene polymorphisms on the progression of carotid atherosclerosis in Japanese type 2 diabetes. Atherosclerosis 207：29-31, 2009

【p. 69～73】2. プラークの分類と意義, プラークスコアの意義
1) 日本脳神経超音波学会, 頸動脈エコー検査ガイドライン作成委員会, 動脈硬化性病変評価のスクリーニング法に関する研究班, 編：頸動脈エコーによる動脈硬化性頸動脈病変評価のガイドライン（案）. Neurosonology 15：20-33, 2002
2) Handa N, Matsumoto M, Maeda H, et al：for the OSACA study group：Ischemic stroke events and carotid atherosclerosis. Results of the Osaka Follow-up study for ultrasonographic assessment of carotid atherosclerosis（the OSACA study）. Stroke 26：1781-1786, 1995
3) North American Symptomatic Carotid Endarterectomy Trial collaborators. Beneficial effect of carotid endarterectomy in symptomatic patients with high-grade carotid stenosis. New Engl J Med 325：445-453, 1991
4) O'Leary DH, Polak JF, Kronmal RA, et al：for the cardiovascular Health Study Group：Carotid-artery intima and media thickness as a risk factor for myocardial infarction and stroke in older adults：Cardiovascular Health Study. New Engl J Med 340：14-22, 1999
5) Kitamura A, Iso H, Imano H, et al：Carotid intima-media thickness and plaque characterisitics as a risk factor for stroke in Japanese elderly men. Stroke 35：2788-2794, 2004
6) Hashimoto H, Kitagawa K, Hougaku H, et al：C-reactive protein is an independent predictor of the rate of increase in early carotid atherosclerosis. Circulation 104：63-67, 2001

【p. 74～79】3. 頸動脈血流評価の意義
1) Yasaka M, et al：Ultrasonic evaluation of the site of carotid axis occlusion in patients with acute cardio embolic stroke. Stroke 23：420-422, 1992
2) 木村和美, 他：頸部超音波検査. 内科 79：689-694, 1997
3) 米村公伸, 橋本洋一郎：頸部頸動脈閉塞の超音波診断. 脳神経超音波マニュアル. p120-125, 2007
4) Koga M, et al：Diagnosis of internal carotid artery stenosis greater than 70% with power Doppler duplex sonography. Am J Neuroradiol 22：413-417, 2001
5) Bingghen C, et al：Side to-side differences of the common carotid artery diameter in presence of asymmetry of the circle of Willis or different vasculopathies. Eur J Ultrasound 8：219-221, 1998
6) Yasaka M, et al：Bottle neck sign of the proximal portion of the internal carotid artery in moyamoya disease. J Ultrasound Med 58：945-952, 2006
7) Yasaka M, et al：Transoral Carotid Ultrasonography. Stroke 29：1383-1388, 1998

8) Yakushiji Y, et al：Serial transoral carotid ultrasonographic findings in extracranial internal carotid artery dissection. J Ultrasound Med **24**：877-880, 2005

【p. 80〜82】 4. stiffness parameter β の意義

1) Hayashi K, Handa H, Nagasawa S, et al：Stiffness and elastic behavior of human intracranial and extracranial arteries. J Biomech **13**：175-184, 1980
2) Wada T, Kodaira K, Fujishiro K, et al：Correlation of ultrasound-measured common carotid artery stiffness with pathological findings. Arterioscler Thromb. **14**：479-482, 1994
3) Wada T, Fujishiro K, Fukumoto T, et al：Relationship between ultrasound assessment of arteriol wall properties and blood pressure. Angiology **48**：893-900, 1997
4) Kawasaki M, Ito Y, Yokoyama H, et al：Assessment of arterial medial characteristics in human carotid arteries using integrated backscatter ultrasound and its histological implications. Atherosclerosis. **180**：145-154, 2005
5) 和田国士，古平国泰，藤代健太郎，他：超音波法による総頸動脈壁硬化度測定とその病理学的所見．脈管学 **31**：601-606, 1991
6) Hirai T, Sasayama S, Kawasaki T, et al：Stiffness of systemic arteries in patients with myocardial infarction. Circulation **80**：78-86, 1989
7) 和田国士，古平国泰，藤代健太郎，他：糖尿病における総頸動脈血行動態と血管物性変化および薬物効果判定．脈管学 **30**：529-533, 1990
8) Scuteri A, Najjar SS, Muller DC, et al：Metabolic syndrome amplifies the age-associated increases in vascular thickness and stiffness. J Am Coll Cardiol **43**：1388-1395, 2004
9) 山下晃平：超音波変位法（Stiffness Parameter β）による脳動脈硬化判定に関する研究．脳卒中の外 **20**：468-475, 1992

【p. 83〜87】 5. 頸動脈病変と脳血管障害

1) Pignoli P, Tremoli E, Poli A, et al：Intimal plus medial thickness of the arterial wall：a direct measurement with ultrasound imaging. Circulation **74**：1399-1406, 1986
2) Chambless LE, Heiss G, Folsom AR, et al：Association of coronary heart disease incidence with carotid arterial wall thickness and major risk factors：the Atherosclerosis Risk in Communities (ARIC) Study, 1987-1993. Am J Epidemiol **146**：483-494, 1997
3) Bots ML, Hoes AW, Koudstaal PJ, et al：Common carotid intima-media thickness and risk of stroke and myocardial infarction：the Rotterdam Study. Circulation **96**：1432-1437, 1997
4) O'Leary DH, Polak JF, Kronmal RA, et al：Carotid-artery intima and media thickness as a risk factor for myocardial infarction and stroke in older adults. Cardiovascular Health Study Collaborative Research Group [see comments]. N Engl J Med **340**：14-22, 1999
5) Chambless LE, Folsom AR, Clegg LX, et al：Carotid wall thickness is predictive of incident clinical stroke：the Atherosclerosis Risk in Communities (ARIC) study. Am J Epidemiol **151**：478-487, 2000
6) Kitamura A, Iso H, Imano H, et al：Carotid intima-media thickness and plaque characteristics as a risk factor for stroke in Japanese elderly men. Stroke **35**：2788-2794, 2004
7) Hollander M, Hak AE, Koudstaal PJ, et al：Comparison between measures of atherosclerosis and risk of stroke：the Rotterdam Study. Stroke **34**：2367-2372, 2003
8) Lorenz MW, von Kegler S, Steinmetz H, et al：Carotid intima-media thickening indicates a higher vascular risk across a wide age range；prospective data from the Carotid Atherosclerosis Progression Study (CAPS). Stroke **37**：87-92, 2006
9) Lorenz MW, Markus HS, Bots ML, et al：Prediction of clinical cardiovascular events with carotid intima-media thickness：a systematic review and meta-analysis. Circulation **115**：459-467, 2007
10) Wang JG, Staessen JA, Li Y, et al：Carotid intima-media thickness and antihypertensive treatment：a meta-analysis of randomized controlled trials. Stroke **37**：1933-1940, 2006
11) Amarenco P, Labreuche J, Lavallee P, et al：Statins in stroke prevention and carotid atherosclerosis：systematic review and up-to-date meta-analysis. Stroke **35**：2902-2909, 2004. Epub 004 Oct 28.
12) Langenfeld MR, Forst T, Hohberg C, et al：Pioglitazone decreases carotid intima-media thickness independently of glycemic control in patients with type 2 diabetes mellitus：results from a controlled randomized study. Circulation **111**：2525-2531, 2005
13) Hollander M, Bots ML, Del Sol AI, et al：Carotid plaques increase the risk of stroke and subtypes of cerebral infarction in asymptomatic elderly：the Rotterdam study. Circulation **105**：2872-2877, 2002
14) Gronholdt ML, Nordestgaard BG, Schroeder TV, et al：Ultrasonic echolucent carotid plaques predict future strokes. Circulation **104**：68-73, 2001
15) Yamagami H, Sakaguchi M, Furukado S, et al：Statin therapy increases carotid plaque echogenicity in hypercholesterolemic patients. Ultrasound Med Biol **34**：1353-1359, 2008. Epub 2008 Apr 18.
16) Hirano M, Nakamura T, Kitta Y, et al：Rapid improvement of carotid plaque echogenicity within 1 month of pioglitazone treatment in patients with acute coronary syndrome. Atherosclerosis **203**：483-488, 2009
17) Davies JR, Rudd JH, Fryer TD, et al：Identification of culprit lesions after transient ischemic attack by combined 18F fluorodeoxyglucose positron-emission tomography and high-resolution magnetic resonance imaging. Stroke **36**：2642-2647, 2005
18) Saam T, Ferguson MS, Yarnykh VL, et al：Quantitative evaluation of carotid plaque composition by in vivo MRI.

文 献

Arterioscler Thromb Vasc Biol **25**：234-239, 2005
19) Trivedi RA, Mallawarachi C, JM UK-I, et al：Identifying inflamed carotid plaques using in vivo USPIO-enhanced MR imaging to label plaque macrophages. Arterioscler Thromb Vasc Biol **26**：1601-1606, 2006
20) Goldstein LB, Adams R, Alberts MJ, et al：Primary prevention of ischemic stroke：a guideline from the American Heart Association/American Stroke Association Stroke Council：cosponsored by the Atherosclerotic Peripheral Vascular Disease Interdisciplinary Working Group；Cardiovascular Nursing Council；Clinical Cardiology Council；Nutrition, Physical Activity, and Metabolism Council；and the Quality of Care and Outcomes Research Interdisciplinary Working Group. Circulation **113**：e873-923, 2006
21) Mannami T, Konishi M, Baba S, et al：Prevalence of asymptomatic carotid atherosclerotic lesions detected by high-resolution ultrasonography and its relation to cardiovascular risk factors in the general population of a Japanese city：the Suita study. Stroke **28**：518-525, 1997
22) Caplan LR, Hennerici M：Impaired clearance of emboli (washout) is an important link between hypoperfusion, embolism, and ischemic stroke. Arch Neurol **55**：1475-1482, 1998
23) Beneficial effect of carotid endarterectomy in symptomatic patients with high-grade carotid stenosis. North American Symptomatic Carotid Endarterectomy Trial Collaborators. N Engl J Med **325**：445-453, 1991
24) MRC European Carotid Surgery Trial：interim results for symptomatic patients with severe (70-99％) or with mild (0-29％) carotid stenosis. European Carotid Surgery Trialists' Collaborative Group. Lancet **337**：1235-1243, 1991
25) Endarterectomy for asymptomatic carotid artery stenosis. Executive Committee for the Asymptomatic Carotid Atherosclerosis Study. Jama **273**：1421-1428, 1995
26) Halliday A, Mansfield A, Marro J, et al：Prevention of disabling and fatal strokes by successful carotid endarterectomy in patients without recent neurological symptoms：randomised controlled trial. Lancet **363**：1491-1502, 2004
27) Chambers BR, Donnan GA：Carotid endarterectomy for asymptomatic carotid stenosis. Cochrane Database Syst Rev：CD001923, 2005
28) Abbott AL：Medical (Nonsurgical) Intervention Alone Is Now Best for Prevention of Stroke Associated With Asymptomatic Severe Carotid Stenosis. Results of a Systematic Review and Analysis. Stroke **40**：e573-583, 2009
29) Sun Y, Yip PK, Jeng JS：Ultrasonographic study and long-term follow-up of Takayasu's arteritis. Stroke **27**：2178-2182, 1996
30) Uchino K, Estrera A, Calleja S, et al：Aortic dissection presenting as an acute ischemic stroke for thrombolysis. J Neuroimaging **15**：281-283, 2005

【p. 88〜92】6. 頸動脈病変と冠動脈疾患
1) Salonen JT, Salonen R：Ultrasound B-mode imaging in observational studies of atherosclerotic progression. Circulation **87**(supple Ⅱ)：Ⅱ-56-Ⅱ65, 1993
2) Salonen JT, Salonen R：Ultrasonographically assessed carotid morphology and the risk of coronary heart disease. Atheroscler Thromb **11**：1245, 1991
3) Chambless LE, Heiss G, Folspm AR, et al：Association of coronary heart disease incidence with carotid arterial wall thickness and major risk factors：the Atherosclerosis Risk in Communities (ARIC) Study, 1987-1993. Am J Epidemiol **146**：483-494, 1997
4) O'Leary DH, Polak JF, Kronmal RA, et al：Distribution and correlates of sonographically detected carotid artery disease in the Cardiovascular Health Study. Stroke **23**：1752-1760, 1992
5) Yamasaki Y, Kodama M, Nishizawa H, et al：Carotid intima-media thickness in Japanese type 2 diabetic subjects：predictors of progression and relationship with incident coronary heart disease. Diabetes Care **23**：1310-1315, 2000
6) Hodis HN, Mack WJ, Labree L, et al：The role of carotid arterial intima-media thickness in predicting clinical coronary events. Ann Intern Med **128**：262-269, 1998
7) Espeland MA, O'Leary DH, Terry JG, et al：Carotid intimal-media thickness as a surrogate marker for cardiovascular disease events in trials of HMG-CoA reductase inhibitors. Curr Control Trials Cardiovasc Med **6**：3, 2005
8) Katakami N, Yamasaki Y, Kosugi K, et al：Tissue characterization identifies subjects with high risk of cardiovascular diseases. Diabetes Res Clin Pract **63**：93-102, 2004

【p. 93〜96】7. 頸動脈エコーと末梢動脈疾患
1) 日本脈管学会：下肢閉塞性動脈硬化症の診断・治療指針 Ⅱ．メディカルトリビューン，2007
2) 小山英則：末梢動脈疾患（PAD）：診断と治療の進歩 Ⅰ．疫学と病態 1．疫学と予後．日本内科学会誌 **97**：271-276, 2008
3) Kizu A, Koyama H, Tanaka S, et al：Arterial wall stiffness is associated with peripheral circulation in patients with type 2 diabetes. Atherosclerosis **170**：87-91, 2003
4) Taniwaki H, Shoji T, Emoto M, et al：Femoral artery wall thickness and stiffness in evaluation of peripheral vascular disease in type 2 diabetes mellitus. Atherosclerosis **158**：207-214, 2001

第Ⅴ章 頸動脈病変に対する治療
【p. 98〜101】1. 内科的治療法
1) Barnett HJM, Taylor DW, Eliaziw M, et al：Benefit of carotid endarterectomy in patients with symptomatic

moderate or severe stenosis. N Engl J Med **339**:1415-1425, 1998
2) Rothwell PM, Gutnikov SA, Warlow CP, et al: Reanalysis of the fainal results of European Carotid Surgery Trial. Stroke **34**:514-523, 2003
3) Amarenco P: Lipid management in the prevention of stroke: review and updated meta-analysis of statins for stroke prevention. Lancet Neurol **8**:453-463, 2009
4) Mita T, Watada H, Ogihara T, et al: Eicosapentaenoic acid reduces the progression of carotid intima-media thickness in patients with type 2 diabetes. Atherosclerosis **191**:162-167, 2007
5) Underhill HR, Yuan C, Zhao XQ, et al: Effect of rosuvastatin therapy on carotid plaque morphology and composition in moderately hypercholesterolemic patients: a high-resolution magnetic resonance imaging trial. Am Heart J **155**:584. e1-81, 2008
6) Wang JG, Staessen JA, Li Y, et al: Carotid Intima-media thickness and antihypertensive treatment. A meta-analysis of randomized controlled trials. Stroke **37**:1933-1940, 2006
7) Turan TN, Cotsonis G, Lynn MJ, et al: Relationship between blood pressure and stroke recurrence in patients with intracranial arterial stenosis. Circulation **115**:2969-2975, 2007
8) Rothwell PM, Howard SC, Spence JD, et al: Relationship between blood pressure and stroke risk in patients with symptomatic carotid occlusive disease. Stroke **34**:2583-2592, 2003
9) Mitsuhashi N, Tanaka Y, Kubo S, et al: Effect of cilostazol, a phosphodiesterase inhibitor, on carotid IMT in Japanese type 2 diabetic patients. Endocrine Journal **51**:545-550, 2004
10) Mazzone T, Meyer PM, Feinstein SB, et al: Effect of pioglitazone compard with glimepiride on carotid intima-media thickness in type 2 diabetes. JAMA **296**:2572-2581, 2006
11) Endarterectomy for asymptomatic carotid artery stenosis. Executive Committee for the Asymptomatic Carotid Atherosclerosis Study. JAMA **273**:1421-1428, 1995
12) Gorelick PB, et al: Prevention of a first stroke: a review of guidelines and a multidisciplinary consensus statement from the National Stroke Association. JAMA **281**:1112-1120, 1999
13) Antithrombotic Trialists' Collaboration: Collaborative meta-analysis of randomized trials of antiplatelet thrapy for prevention of death, myocardial infarction, and stroke in high risk patients. Br Med J **324**:71-96, 2002
14) Markus HS, Droste DW, Kaps M, et al: Dual antiplatelet therapy with clopidogrel and aspirin in symptomatic carotid stenosis evaluated using doppler embolic signal detection: the Clopidogrel and Aspirin for Reduction of Emboli in Symptomatic Carotid Stenosis (CARESS) trial. Circulation **111**:2233-2240, 2005
15) Tanaka K, Ishikawa Y, Yokoyama M, et al: Reduction in the recurrence of stroke by eicosapentaenoic acid for hypercholesterolemic patients: subanalysis of the JELIS trial. Stroke **39**:2052-2058, 2008

【p. 102～107】2.　内頸動脈狭窄症に対する外科的治療
1) North American Symptomatic Carotid Endarterectomy Trial Collaborators: Beneficial effect of carotid endarterectomy in symptomatic patients with high-grade carotid stenosis. N Engl J Med **325**:445-453, 1991
2) Yadav JS, Wholey MH, Luntz RE, et al: Stenting and Angioplasty with Protection in Patients at High Risk for Endarterectomy Investigators: Protected carotid artery stenting versus endarterectomy in high-risk patients. N Engl J Med **351**:1493-1501, 2004
3) Gurm HS, Yadav JS, Fayed P, et al: SAPPHIRE Investigators: Long-term results of carotid stenting versus endarterectomy in high-risk patient. N Engl J Med **358**:1572-1579, 2008
4) European Carotid Surgery Trialists' Group: MRC European Carotid Surgery Trial: interim results for symptomatic patients with severe (70-99%) or with mild (0-29%) carotid stenosis. Lancet **337**:1235-1243, 1991
5) Executive Committee for the Asymptomatic Carotid Atherosclerosis Study: Endarterectomy for asymptomatic carotid artery stenosis. JAMA **273**:1421-1428, 1995
6) Moor WS, Barnett HJM, Beebe HG, et al: Guidelines for carotid endarterectomy: a multidisciplinary consensus statement from the Ad Hoc Committee, American Heart Association. Stoke **26**:188-201, 1995
7) Biller J, Feinberg WM, Castaldo JE, et al: Guidelines for carotid endarterectomy: a statement for healthcare professionals from a Special Writing Group of the Stroke Council, American Heart Association. Circulation **97**:501-509, 1998
8) The SPACE Collaborative Group: 30 days results from the SPACE trial of stent-protected angioplasty versus carotid endarterectomy in symptomatic patients: a randomised no inferiority trial. Lancet **368**:1239-1247, 2006
9) EVA-3S Investigators: Endarterectomy versus Stenting in Patients with Symptomatic Severe Carotid Stenosis. N Engl J Med **355**:1660-1671, 2006
10) Hobson RW 2nd: Update on the Carotid Recvascularization Endarterectomy versus Stent Trial (CREST) protocol. J Am Coll Surg **194**:S9-14, 2007
11) Yamada K, Kawasaki M, Yoshimura S, et al: Prediction of silent ischemic lesions after carotid artery stenting using integrated backscatter ultrasound and magnetic resonance imaging. Atherosclerosis 2009 June 26 (ahead of print)
12) Hatsukami TS, Ross R, Polissar NL, et al: Visualization of fibrous cap thickness and rupture in human atherosclerotic carotid plaque in vivo with high-resolution

文　献

　　magnetic resonance imaging. Circulation 102：959-964, 2000
13) Yamada N, Higashi M, Otsubo R, et al：Association between signal hyperintensity on T1-weighted MR imaging of carotid plaques and ipsilateral ischemic events. AJNR Am J Neuroradiol 28：287-292, 2007

第Ⅵ章　トピックス

【p. 110〜113】1. 超音波後方散乱（IBS）
1) Bargilai B, et al：Quantitative Ultrasonic Characterization of the Nature of Atherosclerotic Plaques in Human Aorta. Circulation Research 60：459-463, 1987
2) Shepard RK, et al：Quantification of Atherosclerotic Plaque Composition in Cholesterol-Fed Rabbits With 50-MHz Acoustic Microscopy. Arterioscler Thrombo 12：1227-1234, 1992
3) Urbani MP, et al：In Vivo Radiofrequency-Based Ultrasonic Tissue Characterization of the Atherosclerotic Plaque. Atherosclerosis 24：1507-1512, 1993.
4) Takiuchi S, et al：Quantitative Ultrasonic Tissue Characterization Can Identify High-Risk Atherosclerotic Alteration in Human Carotid Arteries. Circulation 102：766-770, 2000
5) Katakami N, et al：Tissue characterization identifies subjects with high risk of cardiovascular diseases. Diabetes Res Clin Pract 63：93-102, 2004.
6) Katakami N, et al：Lipid-lowering with atorvastatin improves tissue characteristics of carotid wall. Atherosclerosis 183：369-371, 2005

【p. 114〜117】2. TCD のコツと応用
1) Hashimoto H, Etani H, Naka M, et al：Assessment of the rate of successful transcranial Doppler recording through the temporal windows in Japanese with special reference to aging and sex. Nippon Ronen Igakkai Zasshi 29(2)：119-22, 1992
2) 日本脳神経超音波学会：脳神経超音波マニュアル．報光社，島根，2007
3) Demchuk AM, Burgin WS, Christou I, et al：Thrombolysis in Brain Ischemia（TIBI）transcranial Doppler flow grades predict clinical severity, early recovery, and mortality in patients treated with intravenous tissue plasminogen activator. Stroke 32：89-93, 2001
4) Andrei V. Alexandrov, et al：Ultrasound-Enhanced Systemic Thrombolysis for Acute Ischemic Stroke. N Engl J Med 351：2170-2178, 2004
5) Fujimoto S, Toyoda K, Inoue T, et al：Diagnostic impact of transcranial color-coded real-time sonography with echo contrast agents for hyperperfusion syndrome after carotid endarterectomy. Stroke 35(8)：1852-1856, 2004

【p. 118〜119】3. 頸動脈の MR イメージング
1) Fayad ZA, Fuster V, Nikolaou K, et al：Computed tomography and magnetic resonance imaging for noninvasive coronary angiography and plaque imaging：current and potential future concepts. Circulation 106：2026-2034, 2002
2) Yuan C, Mitsumori LM, Beach KW, et al：Carotid atherosclerotic plaque：noninvasive MR characterization and identification of vulnerable lesions. Radiology 221：285-299, 2001
3) Kooi ME, Cappendijk VC, Cleutjens KB, et al：Accumulation of ultrasmall superparamagnetic particles of iron oxide in human atherosclerotic plaques can be detected by in vivo magnetic resonance imaging. Circulation 107：2453-2458, 2003

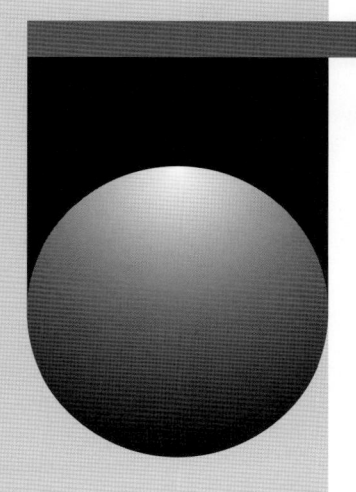

資 料

　頸動脈エコー法を学ぶ際に，基礎となる図表を本文よりピックアップし，掲載順に番号を付して巻末資料としてまとめた．
　詳細については，本書の該当項目を熟読し，理解を深めていただきたい．

資料

1 動脈硬化の評価 (→P3)

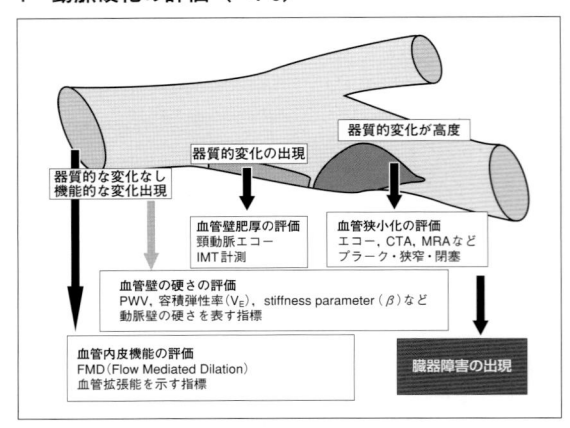

2 頸動脈 IMT の肥厚と脳卒中発生頻度の関連 (→P6)

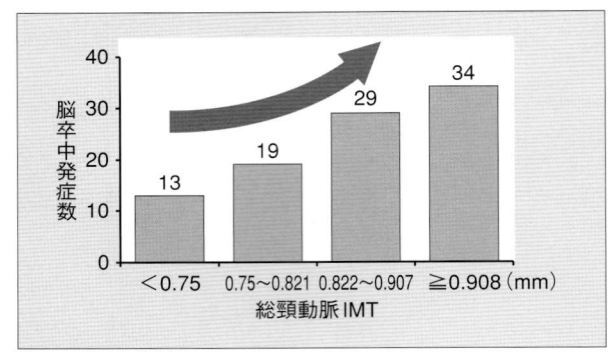

対象：GP で登録された 5,130 例
方法：脳卒中を発症した 95 例について、ビデオテープにより IMT を測定した.

(Bots ML, et al. Circulation 96(5)：1432, 1997)

3 頸動脈病変と冠動脈疾患の危険率 (→P6)

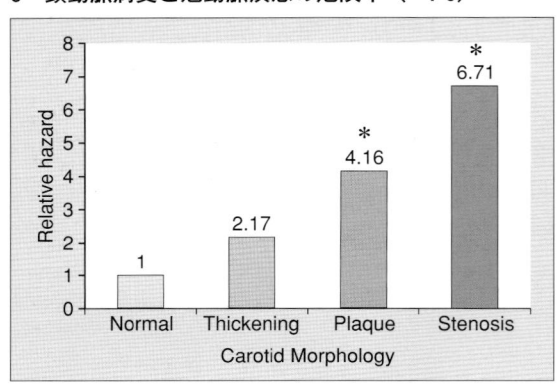

(Salonen JT, et al. Arteriosclerosis Thromb 11：1245, 1991)

4 頸動脈の走行 (→P10)

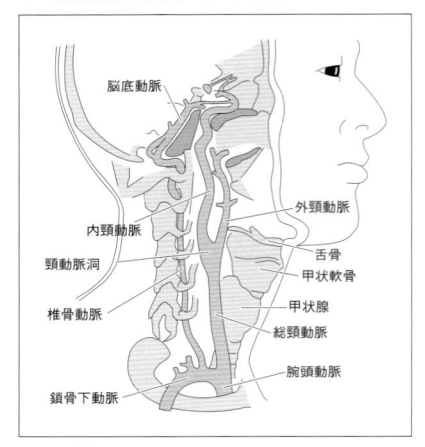

5 ドプラ法の原理 (→P15)

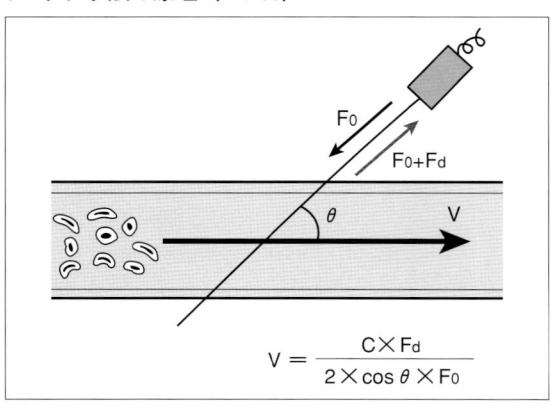

$$V = \frac{C \times F_d}{2 \times \cos\theta \times F_0}$$

発信周波数と偏移周波数，角度がわかれば 血流速を求めることができる.
発信周波数：F_0, 偏移周波数：F_d, 血液の流速：V, 音速：C, ビームと流れの角度：θ

6 頸動脈最大血流速度と年齢の関係 (→P20)

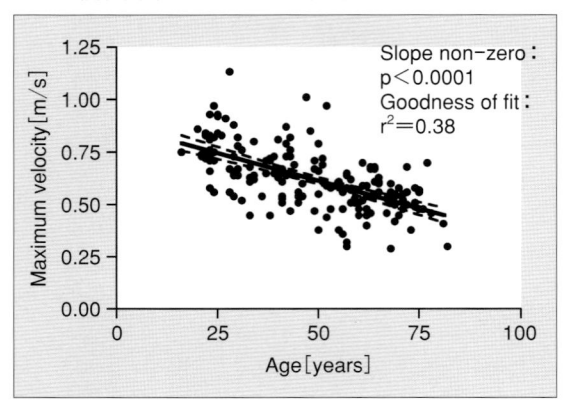

Slope non-zero：$p < 0.0001$
Goodness of fit：$r^2 = 0.38$

7　NASCET 法と ECST 法による頸動脈狭窄の評価（→P24）

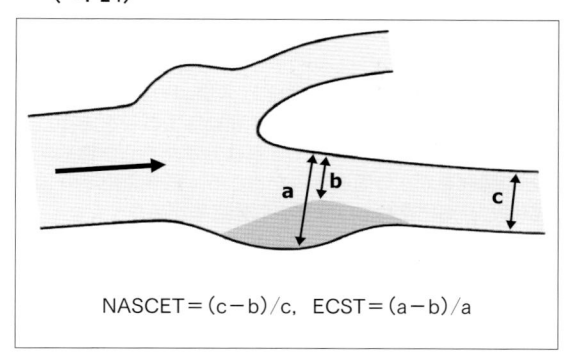

NASCET＝(c−b)/c, ECST＝(a−b)/a

流体力学的観点からは，NASCET 法の方が理にかなっている．

8　頸動脈狭窄 PSV と NASCET 狭窄率の関係（→P32）

peak systolic velocity	NASCET 狭窄率
＜150 cm/sec	＜50%
150 cm/sec≦	50%≦
200 cm/sec≦	70%≦
低下	near occlusion

（日本脳神経超音波学会・栓子検出と治療学会合同ガイドライン作成委員会：頸部血管超音波検査ガイドライン．Neurosonology 19：49-67，2006 より引用）

9　探触子（→P33）

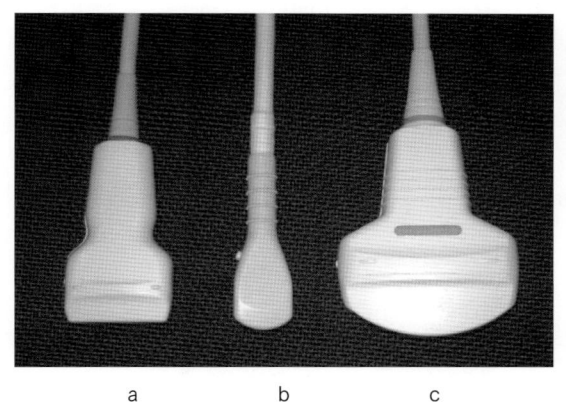

a：頸動脈エコーでの標準（高周波リニア型），b：マイクロコンベックス，c：腹部エコーで一般的なコンベックス．

10　各領域における max IMT の表記方法（→P36）

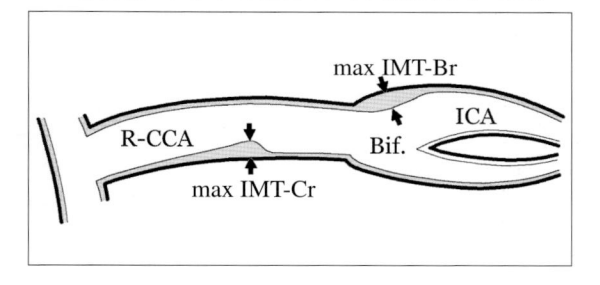

11　健常者における性別総頸動脈 max IMT の年代分布（→P40）

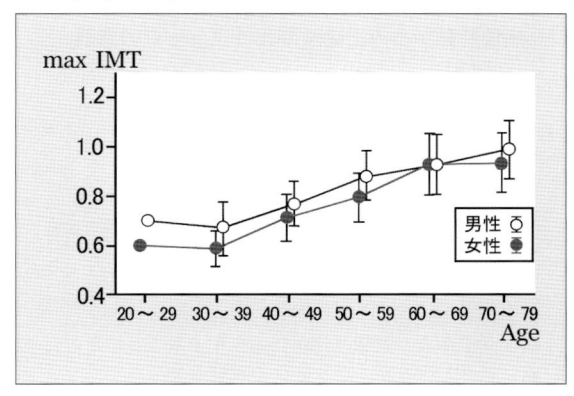

12　非糖尿病と冠動脈疾患合併有無別の 2 型糖尿病における総頸動脈の stiffness parameter β（→P54）

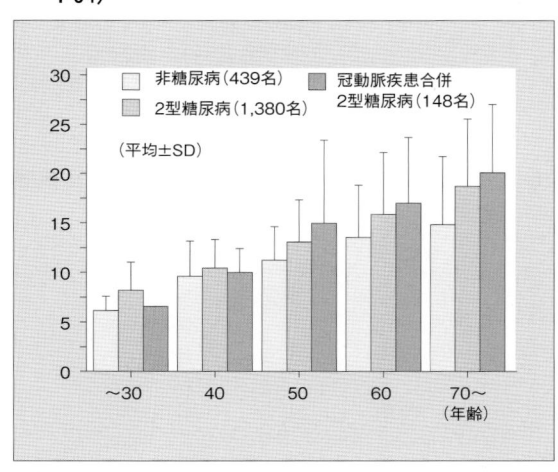

（Lee E, et al. J Atheroscler Thromb 16：33-39, 2009 より一部改変）

資料

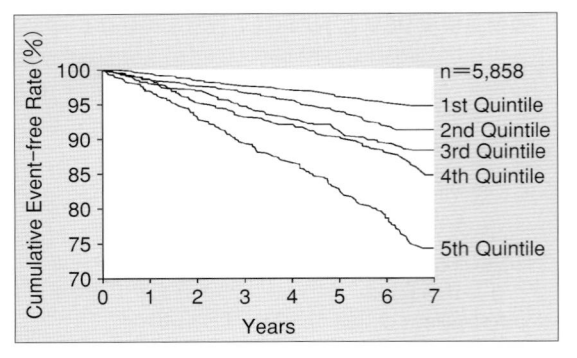

13 IMTと心血管イベントの発症リスク（→P65）
65歳以上の高齢者5,858名を対象に頸動脈エコーを施行し，観察開始時のIMT肥厚度によって5群に分けた．心血管イベント発生との関連を6.2年間追跡したところ，観察開始時のIMTが高い群ほど心筋梗塞および脳卒中の発症率が高かった．
（O'Leary DH, et al. N Engl J Med 340：14-22, 1999より一部改変）

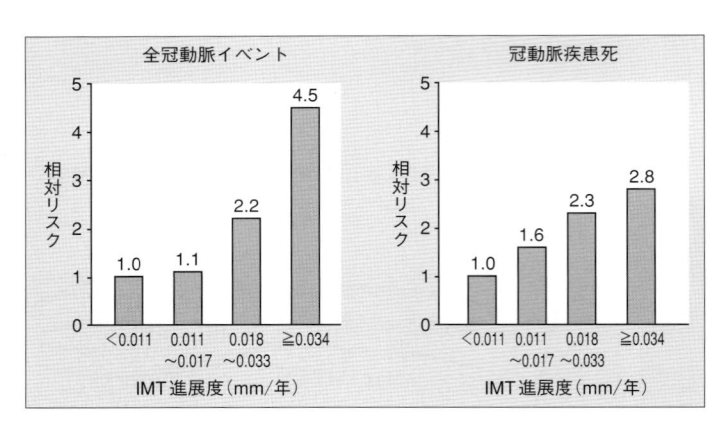

14 IMT進展度と冠動脈イベントの発症リスク（→P66）
冠動脈バイパス術既往男性患者（40〜59歳）146例を対象に，IMTと冠動脈疾患の関連を平均8.8年追跡調査した．IMTの年平均進展度が大きいほど全冠動脈イベントおよび冠動脈疾患による死亡のリスクが高い．
（Hodis HN, et al. Ann Intern Med 128：262-269, 1998より一部改変）

15 総頸動脈IMTと心血管疾患のリスク（→P66）

IMT肥厚	心筋梗塞の相対危険度（95% CI）	脳卒中の相対危険度（95% CI）
① 平均＋1 SD	1.26（1.21〜1.30）	1.32（1.27〜1.38）
② 平均＋0.10 mm	1.15（1.12〜1.17）	1.18（1.16〜1.21）

一般人口を対象とした八つのスタディのメタアナリシス（総計37,197人，平均観察期間5.5年）の結果．表中の数値は，年齢・性差を補正した後の① 総頸動脈IMTが平均値より1 SD 大きいこと，② 総頸動脈IMTが平均値より0.10 mm 大きいことによる相対危険度．

16 各年齢の総頸動脈におけるmaxIMTの基準値（参考正常値）（→P67）

年齢	maxIMT
20〜29歳	≦0.7 mm
30〜39歳	≦0.8 mm
40〜49歳	≦0.9 mm
50〜59歳	≦1.0 mm
60〜69歳	≦1.1 mm
70歳以上	≦1.2 mm

（早期動脈硬化研究会：http://www.imt-ca.com/）

17 病理所見からみた動脈硬化性プラークの意義（→P69）

	高リスク	低リスク
プラークの大きさ	大	小
プラークの数	多	少
プラークの内容	脂質に富む	線維に富む
潰瘍	あり	なし
石灰化	あり＊	なし

＊石灰化があると動脈硬化が長期存在することになるため高リスクとするが，プラークの破綻のリスクではない．

18 頸動脈病変の重症度評価 (→P71)

	軽度から中程度	高度
狭窄率		
径狭窄率（%）		
ECST 法	≧30	≧60（ACAS），≧70（ECST）
NASCET 法	≧30	≧70
面積狭窄率（%）	≧30	≧90
タンデム病変	なし	あり
エコーによる評価		
max-IMT	≧1.1	≧3.1
プラークスコア	≧1.1	≧10.1
エコー性状　表面　潰瘍	潰瘍なし	潰瘍あり
内部エコー輝度		低エコー輝度

19 頸動脈動脈硬化の各指標とその特徴 (→P72)

指　標	定　　義	特　　徴
狭窄度	・狭窄部での径狭窄度（ECST） ・遠位の内頸動脈に対する狭窄度（NASCET） ・断面積による狭窄度	・軽微な変化が捉えられにくい ・血管のリモデリングにより過小評価となる
max IMT	・プラークを含む IMT のもっとも厚い部分 ・総頸動脈から内頸動脈まですべてを含む	・プラークと IMT を区別しない ・経時的変化がつかみにくい（常にそのときもっとも厚い部分を指標とするため）
mean IMT	・プラークを除く IMT のもっとも厚い部分とその両側 3 箇所の平均値（プラークを含む場合もある） ・主として総頸動脈遠位壁をターゲットとする	・プラークと IMT を区別する（早期病変にターゲット） ・平均化された値で再現性がよい ・頸動脈洞や内頸動脈の病変が反映されない
Plaque score	・1.1 mm 以上の IMT の厚みの総和 ・左右総頸動脈から内頸動脈まですべてを含む	・プラークと IMT を区別する ・すべての病変を評価している ・経過の観察に優れるが軽微な病変の変化は反映されない

（日本脳神経超音波学会，頸動脈エコー検査ガイドライン作成委員会，動脈硬化性病変評価のスクリーニング法に関する研究班，編：頸部エコーによる動脈硬化性病変評価のガイドライン（案）．Neurosonology 15：20-33, 2002 より引用）

20 脳梗塞の発症率 (→P72)

	年間発症率%
一般住民（全脳卒中）（久山町）	1.5*，0.5**
一般住民（久山町）	0.7*，0.3**
無症候性脳梗塞（小林ら）	2.7
有症候性脳梗塞（秋田県など）	2.6〜5.0
ラクナ梗塞（山口ら）	4.3
アテローム血栓性脳梗塞（Framingham study）	8.4
無症候性頸動脈狭窄（高度）（ACAS）	6.4
有症候性頸動脈狭窄（中程度）（NASCET）	11.1
有症候性頸動脈狭窄（高度）（NASCET）	7.9〜13.8
有症候性頸動脈狭窄（高度）抗血小板薬（−）	20.0

久山町研究　*第一集団（1961-1969），**第三集団（1988-1996）
（半田伸夫．Vascular Lab 1：34-37, 2004 より抜粋）

資料

21 頸動脈硬化と冠動脈疾患 (→P73)

指標	ハザード比
PS>1	2
PS>5	3
CCA-IMT≧1.18	2.4
ICA-IMT≧1.81	3.0
CCA & ICA	3.6

PS：プラークスコア, CCA：総頸動脈, IMT：内膜中膜複合体厚, ICA：内頸動脈
(New Engl J Med 340：14-22, 1999, 脳卒中 24：408-413, 2002, Ultrasound Med Biol 29：367-371, 2003)

22 内頸動脈狭窄症に対する内科治療群での発症リスク (→P86)

対象	症候性頸動脈狭窄				無症候性頸動脈狭窄	
研究	NASCET			ECST	ACAS	ACST
診断法	脳血管造影			脳血管造影	脳血管造影または超音波	超音波
診断基準	NASCET法による計測			ECST法による計測	ドプラ法ではPSV≧260 cm/s	血管径で60%以上狭窄
狭窄率	≧70%	50〜69%	<50%	≧80%	≧60%	≧60%
例数 (人)	331	428	690	220	834	1560
発症リスク予測 (年)	2	5	5	3	5	5
イベント (%)						
同側脳卒中	26.0 (13.0/年)	22.2 (4.4/年)	18.7 (3.7/年)	20.6* (7.0/年)	11.0 (2.2/年) (2.2/年)	
脳卒中	27.6 (13.8/年)	32.3 (6.5/年)	26.2 (5.2/年)		17.5 (3.5/年)	11.0 (2.2/年)
脳卒中または死亡	32.3 (16.2/年)	43.3 (8.7/年)	37.0 (7.4/年)	26.5* (8.6/年)	31.9 (6.4/年)	

*ECST では major stroke の発症率.
NASCET：North American Symptomatic Carotid Endarterectomy Trial, ECST：European Carotid Surgery Trial, ACAS：Asymptomatic Carotid Atherosclerosis Study, ACST：Asymptomatic Carotid Surgery Trial.
(山上　宏：頸動脈超音波検査による血管イベントのリスク評価. Vascular Lab 5：26-32, 2008 より一部改変)

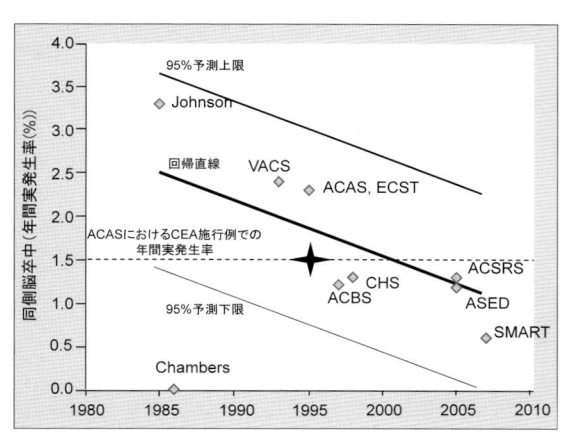

23 内科治療での同側脳卒中発症率の経時的変化 (→P86)

表1の各研究を発表年ごとにプロットすると、脳卒中発症率は低下してきていることが示される。中央の十字印と点線は、1995年発表のACASにおけるCEA施行例での同側脳卒中発症率を表す.
(Abbott AL. Stroke 40：e573-583, 2009 より一部改変)

和文索引

あ

- 圧力損失……23
- 圧力歪み弾性係数……52
- アディポネクチン……55
- アテローム血栓症……110
- アテローム血栓性脳梗塞……110
- アテローム性動脈硬化……64
- 遺伝素因……67
- インスリン抵抗性……55
- 渦……23
- 運動療法……55
- エコー輝度……42
- エコーゲイン……39
- エコートラッキング……22
- エコートラッキングシステム……52
- 炎症……67
- 遠位塞栓……103,105
- 折り返し（アリアジング）現象…15

か

- 外頸動脈……10
- 外膜……10
- 潰瘍形成……84
- 過灌流症候群……103,105
- 可動性……42
- ガドリニウム造影剤……119
- カラー繰り返し周波数……35
- カラードプラ法……13,15,58
- 簡易ベルヌーイの式……23
- 間歇性跛行……95
- 冠動脈疾患……5,55
- 冠動脈疾患群……19
- 危険因子……105
- 急性冠症候群……110
- 狭窄……24
- 狭窄度……72
- 距離分解能……38
- 均一性……42
- 駆出時間……18
- 繰り返し周波数……14
- 経口腔頸部血管超音波検査（法）……48,79
- 頸椎横突起……61
- 経頭蓋超音波ドプラ検査……114
- 頸動脈エコー（検査）……2,10
- 頸動脈狭窄症……85
- 頸動脈硬化と冠動脈疾患……73
- 頸動脈硬化と脳血管障害……73
- 頸動脈ステント留置（内挿）術……4,102,116
- 頸動脈洞……23
- 頸動脈（血栓）内膜剥離（摘除）術……4,86,102
- 頸動脈プラーク……84
- 血圧波形……20
- 血管弾性指数……55
- 血管壁厚……69
- 血行力学性脳梗塞……85
- 血栓溶解療法……116
- 血流速……58
- 血流速度波形……18,20
- 血流パターン……58
- 硬化性変化……52
- 高感度CRP……73
- 高血圧群……21
- 抗血小板薬……4
- 高周波リニア型探触子……13
- 後退波……17
- 好中球……11
- コンプライアンス……52

さ

- 最大血流速度……30
- 最低流速検出感度……35
- 再発予防……7
- 鎖骨下動脈狭窄……60
- 鎖骨下動脈盗血（スチール）症候群……4,57,60
- サロゲートエンドポイント……68
- サンプルボリューム……45,46
- ジェット……23
- 弛緩特性……18
- 自己調節能……21
- 脂質異常症……67
- シャンパンボトルネックサイン…79
- 収縮期ピーク血流速度……74
- 粥状硬化……2
- 症候性頸動脈狭窄……86
- 上肢血圧比……95
- 心血管イベント……56,66
- 心収縮性……18
- 伸展性……52
- ステアリング走査……29
- 砂嵐サイン……116
- 生活習慣病……2,5
- セクタ探触子……32
- 前駆出期……18
- 前進波……17
- 総頸動脈……10,18
- 塞栓源の検索……4

た

- 代替エンドポイント……68
- 代替指標……56
- 大動脈炎症候群……87
- 大動脈解離……87
- ダイナミックレンジ……39
- 高安動脈炎……7
- 探触子……14
- 中膜……10
- 超音波……13
- 超音波エコー・トラッキング法…18
- 超音波血栓溶解療法……115
- 超音波後方散乱信号……110

索引

超音波造影剤·················60
超音波組織性状··············110
椎骨横突起孔··················30
椎骨動脈····················30, 57
データ数······················35
動脈原性塞栓症················85
動脈硬化危険因子··············2
動脈硬化進展度················7
動脈硬化性疾患················69
動脈硬化性プラーク············69
動脈硬化の早期診断············5
動脈硬化リスクファクター····82
動脈直径変化波形··············18
動脈壁硬化度··················5
動脈壁弾性····················2
ドプラ入射角（度）········29, 35

な

内頸動脈····················10, 57
内頸動脈血流速度波形··········45
内膜··························10
内膜中膜複合体··········2, 36, 64
内膜中膜複合体厚····11, 52, 64, 95
脳血管障害····················4, 7
脳梗塞の発症率················72
脳梗塞のリスク評価············73
脳梗塞発症の危険性············5

脳心血管疾患··················69
脳底動脈······················57

は

バージャー病··················93
剥離··························23
剥離領域······················23
発症予防······················6
発信周波数··················13, 35
波動··························17
パルスドプラ法··············13, 14
パルス幅······················38
パワードプラ法················16
反射波··················18, 20, 21
ピオグリタゾン················55
表面性状······················42
表面不整······················84
病理所見······················82
不安定プラーク············11, 110
プラーク····················118
プラークイメージング········106
プラーク数····················69
プラークスコア············44, 69
プラーク超音波輝度············84
プラークの重症度··············69
プロテクションデバイス······105
プロトン密度強調画像········119

分水嶺域脳梗塞················85
閉塞性血栓性血管炎············93
閉塞性動脈硬化症··············93
膨張波························20

ま

マイクロコンベックス型探触子
··············32, 34, 48, 49, 58, 74
マクロファージ················11
末梢動脈疾患のリスクファクター
······························93
慢性炎症······················73
慢性重症下肢虚血··············94
脈波··························17
脈波速度····················20, 22
無症候性（内）頸動脈狭窄····4, 86
無症候性末梢動脈疾患··········94
無（低）侵襲診断法············2
メタアナリシス················66
メタボリックシンドローム····67

ら

リニア型探触子············26, 58
リモデリング··················72
連続波ドプラ法··············13, 16

欧文索引

A

ACAS························103
acoustic window·············114
ankle-brachial pressure index
（ABI）·····················95
Atherosclerosis Risk in Communities Study·················65
augmentation index··········21

B

Backscatter（BS）············110

Blooming artifact············27
Bモード法···················13

C

carotid artery stenting（CAS）
···························102
carotid endarterectomy（CEA）
························102, 118
CREST······················104
CT angiography··············118

E

ECST·······················103
End diastolic ratio（ED-ratio）
······················32, 34, 74
EVA-3S·····················104

F

far wall-IMT·················37
Fontaine 分類················94

G
gray scale median······················42

I
IMC thickening························41
impaired glucose tolerance（IGT）
　································67
Integrated Backscatter（IBS）法
　··························42,81,110
intima media complex（IMC）···36
intima media thickness（IMT）
　····················26,36,64,69,83

L
leading edge···························37

M
Max dP/dt······························18
max IMT································36
mean IMT·······························37
MRI angiography···················118

N
near occlusion························30
near wall-IMT·························37
North American Symptomatic
　Carotid Endarterectomy Trial
　（NASCET）··················30,103

P
peak systolic velocity（PSV）
　································30,74
pulsatility index（PI）··············48
pulse wave velocity（PWV）
　································3,80

S
SAPPHIRE··························102
SAPPHIRE trial··············104,105
SPACE······························104
stiffness parameter·················21
stiffness parameter β
　························3,22,52,80,95

surrogate marker·················6,7

T
T1強調画像························119
T2強調画像························119
Time-of-flight画像···············119
trailing edge·························37
Transcranial Doppler ultrasonography（TCD）···················114
transoral carotid ultrasonography（TOCU）····························48
Tリンパ球···························11

V
vulnerable plaque················106

W
water-hammer equation··········20
wave intensity······················17

© 2010

2刷　2012年6月1日
第1版発行　2010年6月1日

頸動脈エコー法の臨床
―撮り方と読み方―

（定価はカバーに表示してあります）

検印省略	

編集　山崎　義光
発行者　林　峰子
発行所　株式会社 新興医学出版社
〒113-0033　東京都文京区本郷6丁目26番8号
電話　03(3816)2853　FAX　03(3816)2895

印刷　三報社印刷株式会社　　ISBN978-4-88002-697-8　　郵便振替　00120-8-191625

・本書の複製権・翻訳権・上映権・譲渡権・公衆送信権（送信可能化権を含む）は株式会社新興医学出版社が保有します。
・本書を無断で複製する行為（コピー，スキャン，デジタルデータ化など）は，著作権法上での限られた例外（「私的使用のための複製」など）を除き禁じられています。研究活動，診療を含み業務上使用する目的で上記の行為を行うことは大学，病院，企業などにおける内部的な利用であっても，私的使用には該当せず，違法です。また，私的使用のためであっても，代行業者等の第三者に依頼して上記の行為を行うことは違法となります。
・JCOPY〈(社)出版者著作権管理機構 委託出版物〉
本書の無断複写は著作権法上での例外を除き禁じられています。複写される場合は，そのつど事前に，（社)出版者著作権管理機構（電話 03-3513-6969，FAX03-3513-6979，e-mail：info@jcopy.or.jp）の許諾を得てください。